Rimedi naturali per il testosterone basso

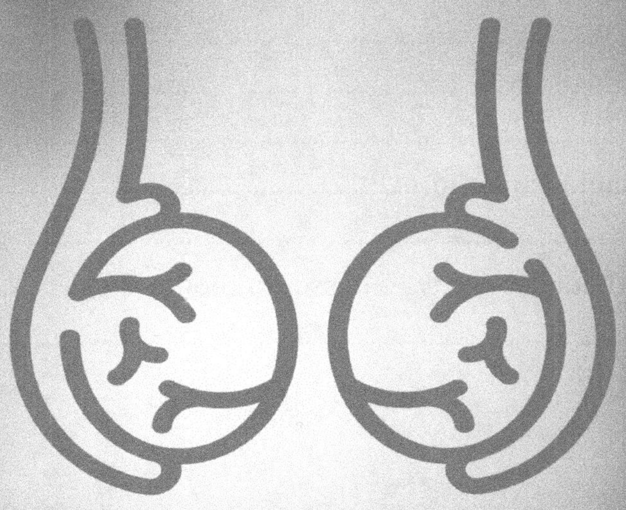

ENZO TOSCANO

INDICE DEI CONTENUTI

Frontespizio 3

COME UTILIZZARE QUESTO LIBRO 4

CAPITOLO 1 6

L'importanza del supporto ormonale naturale per gli uomini 6

CAPITOLO 2 12

ANDROPAUSA: l'ormone e il corpo maschile 12

CAPITOLO 3 18

Impatto degli inquinanti ambientali sul testosterone 18

CAPITOLO 4 25

FITOANDROGENI: Terapia sostitutiva naturale per gli uomini......................25

CAPITOLO 5 61

Integratori per aumentare i livelli di testosterone..61

CAPITOLO 6 73

Alimenti androgeni 73

CAPITOLO 7 90

Antagonisti del testosterone 90

CAPITOLO 8 97

Migliorare la sessualità maschile 97

APPENDICE...138

Dieci settimane di dieta depurativa a basso contenuto di grassi 138

Copyright 152

RIMEDI NATURALI PER IL TESTOSTERONE BASSO

Come migliorare la salute e l'energia sessuale maschile

DA

ENZO TOSCANO

COME UTILIZZARE QUESTO LIBRO

Questo libro intende aiutare gli uomini che soffrono di bassi livelli di androgeni e dei relativi problemi fisici ed emotivi che ne derivano. Inoltre, intende introdurre a un pubblico più ampio l'idea dei fitoandrogeni, cioè delle piante che contengono ormoni maschili. Mentre il lavoro sui fitoestrogeni, le piante che contengono ormoni femminili, è abbastanza avanzato e ampiamente conosciuto, il concetto di fitoandrogeni non lo è.

In generale, il materiale contenuto in questo libro è destinato agli uomini di età superiore ai 40 anni. Pochi uomini al di sotto di questa età hanno bisogno di una terapia ormonale sostitutiva. Quando gli uomini entrano nel loro turno di mezza età, un turno che ha lo stesso impatto di quello vissuto dalle donne in menopausa, il processo è spesso difficile. La difficoltà deriva da due fattori. La prima è la mancanza di riconoscimento e di sostegno da parte della nostra cultura nei confronti di questo cambiamento della mascolinità. La seconda è la presenza di centinaia di sostanze chimiche nell'ambiente che agiscono come interferenti endocrini, cioè influenzano, spesso in modo significativo, l'equilibrio ormonale del corpo maschile.

L'uso di piante come alimenti e farmaci può spesso alleviare molti dei problemi che gli uomini incontrano durante il passaggio alla mezza età. Alcune di queste piante contengono testosterone, molecolarmente identico a quello prodotto nel nostro corpo. Molte possiedono altri androgeni o analoghi degli androgeni; alcune agiscono attraverso meccanismi specifici per mantenere alti i livelli di testosterone.

In ogni sezione del libro, per facilitare l'accesso alle informazioni, i protocolli relativi alle piante, agli integratori e agli alimenti sono solitamente descritti in un riquadro all'inizio del capitolo. Potete utilizzare uno o tutti questi protocolli per aumentare i vostri livelli di testosterone. Come per tutti i protocolli destinati a modificare gli stati fisici, è necessario prestare molta attenzione al proprio corpo e determinare quali sono quelli che funzionano meglio per voi. Dopo tutto, conoscete voi stessi meglio di chiunque altro. Saprete se queste cose funzionano per voi, quali sono i dosaggi migliori e per quanto tempo dovete assumerle. Quelle che vi offro qui sono solo linee guida, l'inizio di un dialogo su mezzi più naturali per aiutare gli uomini a superare questo cambiamento. La mia speranza è che gli uomini arrivino a esplorare il proprio cambiamento di mezza età, che si verifichi un ampio riconoscimento dell'importanza e del processo di questo cambiamento e che ogni generazione di uomini venga infine sostenuta in questo passaggio a un nuovo tipo di mascolinità.

Le informazioni e le piante contenute in questo libro mi hanno aiutato molto e spero che possano aiutare anche voi.

CAPITOLO 1

L'importanza del supporto ormonale naturale per gli uomini

Tutti noi abbiamo due vite: quella che impariamo e quella che viviamo dopo.

GLENN CLOSE, *NEL NATURALE*

Una delle storie più divertenti sulla ricerca scientifica riguarda un programma di 100.000 dollari, durato un anno, per determinare perché i bambini cadono dal triciclo. Dopo aver completato diversi studi ben progettati e aver compilato e analizzato i dati, i ricercatori altamente qualificati hanno scoperto che i bambini cadono dal triciclo perché perdono l'equilibrio.

Questa storia mi torna spesso in mente quando leggo vari pronunciamenti di esponenti della classe medica, e mai come quando leggo che non esiste l'andropausa (menopausa maschile). In sostanza, dicono che, poiché nessuno studio l'ha trovata, non esiste. I commenti di milioni di uomini sul fatto che non si sentono più se stessi e che c'è qualcosa che non va vengono spacciati per scherzi psicologici della nostra mente. Lo stesso tipo di negazione si è verificato anche quando si è parlato delle condizioni riproduttive delle donne, come le mestruazioni, la gravidanza e la menopausa. In risposta, le donne sono state pioniere nella ricerca e nell'esplorazione dei cambiamenti che avvengono in questi periodi e in particolare di quelli che si verificano durante il passaggio alla menopausa. Gli uomini sono in ritardo per l'esplorazione di questo territorio, perché i cambiamenti che sperimentiamo sono altrettanto profondi, modificano la vita e sono altrettanto pervasivi di quelli sperimentati dalle donne. Sebbene sia vero che gli uomini, in età avanzata, possono ancora partecipare alla creazione di figli, mentre le donne non possono farlo, con l'avanzare dell'età si verificano alterazioni significative nella chimica ormonale degli uomini, proprio come avviene per le donne.

Improvvisi cambiamenti nella chimica del corpo si verificano per tutti noi durante i principali passaggi della vita umana: nascita, adolescenza, mezza età, vecchiaia e morte. La maggior parte di noi ricorda il passaggio all'adolescenza. Il nostro corpo stava cambiando radicalmente, preparandoci alla riproduzione e all'indipendenza. Allo stesso tempo, in modo altrettanto significativo, le nostre menti e i nostri spiriti si stavano trasformando, preparandoci alla vita da adulti, all'amore e alla famiglia, alla carriera e ai nostri destini individuali e unici.

Questi cambiamenti hanno avuto un enorme impatto fisico ed emotivo quando siamo entrati nell'adolescenza. I nostri corpi cambiarono forma, la nostra pelle si modificò, cominciarono a crescere i capelli in punti in cui non erano mai cresciuti prima e le nostre voci si fecero più profonde. In breve, tutto il nostro aspetto è cambiato. E, cosa altrettanto significativa, cambiò anche il modo in cui il mondo ci vedeva. Abbiamo dovuto abituarci a una nuova "immagine", a un nuovo "volto". La persona che vedevamo quando ci guardavamo allo specchio, quello di casa e quello degli occhi della gente, era cambiata. Il ragazzo che eravamo non c'era più e un nuovo individuo era arrivato a prendere il suo posto. Allo stesso tempo, un processo simile si stava verificando nelle nostre menti e nei nostri spiriti. Si aprivano nuove possibilità di vita e il mondo del sesso si apriva davanti a noi, con vasti orizzonti di opzioni riproduttive e corpi attraenti in infinite variazioni. Stavamo imparando nuovi stili di interazione e stavamo capendo dove volevamo andare, cosa volevamo fare e chi volevamo essere da adulti. Una certa forza della personalità, un io più anziano, aveva iniziato a prendere il sopravvento e a nascere.

Quel nuovo modo di essere, i processi fisici, emotivi e spirituali di un adolescente e di un giovane adulto, che si è manifestato quando siamo usciti dall'infanzia, ha avuto una certa durata, un certo arco di vita, un periodo di crescita, sviluppo, maturità e poi senescenza o fine. Un processo di transizione, per molti versi simile a quello dell'adolescenza, si ripete quando entriamo nel pieno della vita. Ci guardiamo allo specchio e notiamo che qualcuno di nuovo sta prendendo il posto del giovane che eravamo. Poi, un giorno, flirtiamo leggermente con una giovane donna, come abbiamo sempre fatto da quando siamo entrati nell'adolescenza, e invece della solita risposta, a cui ci eravamo abituati in lunghi anni di interazione sociale, la risposta che otteniamo è diversa. I suoi occhi rispondono: "Sei abbastanza grande per essere mio padre". In quel momento, i cambiamenti iniziati ci raggiungono. Noi, volenti o nolenti, siamo entrati nella mezza età.

Ogni giorno questa nuova verità si riflette su di noi. Guardiamo negli occhi di donne attraenti e il riflesso che vediamo è strano, distorto e di mezza età. Un certo shock attraversa il nostro sistema e iniziamo a confrontarci con il nostro processo di invecchiamento e con la fine di un periodo precedente e importante della vita maschile. Come per l'adolescenza, anche in questo cambiamento ci sono componenti emotive e spirituali che sono aspetti essenziali. Cominciamo a esaminare la nostra vita, a vedere cosa abbiamo fatto e cosa non abbiamo fatto, a tirare le somme e a fare un bilancio. La nostra funzione di uomo inizia a cambiare. Ora non si tratta più tanto della riproduzione dei figli, ma di qualcos'altro, qualcosa che la nostra società non ha ben chiaro, quindi è più difficile da identificare, più difficile da afferrare. Questa mancanza di chiarezza culturale, come molti di noi scoprono, rende più difficile risolvere questo cambiamento, questo spostamento che avviene nella mezza età. Allo stesso tempo, ci accorgiamo che il nostro corpo *è* più vecchio. L'impatto di venti o trent'anni di vita tumultuosa e riproduttiva, di crescita dei figli, di apprendimento dei nostri mestieri, di sopravvivenza ai nostri errori ha avuto il suo peso. Alcune parti del nostro corpo non funzionano più bene come un tempo. Come nell'adolescenza, i nostri corpi sono pronti per qualcos'altro, qualche altra funzione, una funzione che la nostra società non ha ben chiara. E quindi lottiamo con questo cambiamento di mezza età.

Gli Stati Uniti sono un Paese giovane. Per molti versi la nostra cultura è ancora adolescenziale e, come tale, si occupa di cose da adolescenti: sesso e riproduzione, protezione del territorio, fare soldi, affermare l'indipendenza, la libertà di fare e dire ciò che si vuole, essere il capobranco. Tutti questi aspetti sono parte integrante del passaggio all'adolescenza e alla giovane età adulta. Tuttavia, nella mezza età inizia a verificarsi qualcosa di diverso. Poiché la nostra cultura non è molto chiara su cosa sia, ognuno di noi lotta forse più del dovuto con ciò che sta diventando e con i nuovi compiti che gli si presentano. Molti di noi iniziano a rendersi conto che, sebbene sia vero che se non sei il capobranco la visuale non cambia mai, se sei il capobranco, i cani dietro di te ti vedono sempre come una cosa sola. Cominciamo a vedere che c'è qualcosa di diverso dalle pulsioni adolescenziali che abbiamo conosciuto per tanto tempo.

Storicamente, molte culture hanno compreso questa transizione molto meglio di noi. La mezza età era riconosciuta per la sua importanza, così come i compiti che spettavano all'uomo di mezza età appena risvegliato. L'analista junghiano James Hillman è uno dei pochi scrittori che si sforzano di comprendere il territorio della mezza età e della vecchiaia e la sua importanza. Nel suo libro *"La forza del carattere e la vita duratura",* fa un'osservazione molto profonda:

Il passaggio [alla mezza età] è prima di tutto psicologico, e per me significa questo: Non siamo noi che ce ne andiamo, ma un insieme di atteggiamenti e interpretazioni del corpo e della mente che hanno superato la loro utilità e la loro giovinezza. Siamo costretti a lasciarceli alle spalle. Non possono più sostenerci, non perché noi siamo vecchi, ma perché *loro* sono vecchi.

La mezza età e la vecchiaia non sono semplicemente l'esaurimento del corpo, ma anche il movimento verso nuovi territori del sé, verso nuovi compiti come esseri umani. Come dice ancora Hillman, "l'invecchiamento non è un incidente. È necessario alla condizione umana, voluto dall'anima". Dal punto di vista emotivo, stiamo facendo i conti con la nostra giovinezza, ripensandoci. I sogni su chi saremmo diventati, realizzati durante l'adolescenza, vengono tirati fuori dall'armadio, rispolverati ed esaminati. Li confrontiamo con ciò che abbiamo effettivamente fatto. Poi esaminiamo chi siamo e cosa vogliamo fare ora. È comune essere meno interessati all'accumulo di potere, alla riproduzione o al guadagno di denaro e più interessati al rispetto dei nostri coetanei, all'intimità e allo sviluppo di un nuovo bagaglio di esperienze del mondo. Spesso gli uomini si interessano di più all'apprendimento, ai viaggi e ad aiutare le generazioni più giovani a superare le loro difficoltà nell'età adulta. Vediamo i nostri figli entrare nell'età adulta e i nostri genitori uscirne. Guardiamo a chi siamo e scopriamo cose importanti che dobbiamo ancora realizzare, e spesso lasciamo una carriera per iniziarne un'altra, più attenta, spesso, a valori estetici più profondi.

Dopo questa transizione, gli uomini rimangono vitali, forti e in possesso di nuove intuizioni, compiti, abilità e punti di forza. Ma *siamo* diversi. È emersa una nuova forma di uomo. Emerge, infatti, uno stato dell'Io unico, caratteristico come quello del bambino di due anni, del bambino di quattro anni o dell'adolescente. Come gli altri stati cruciali dello sviluppo dell'Io, anche questo è biologicamente codificato per emergere in un momento specifico, per una ragione specifica.

La mancanza di comprensione nella nostra cultura dell'importanza di questa nuova fase di sviluppo del sé, di cosa significhi, a cosa serva e di come muoversi in essa con grazia, rende la transizione ancora più difficile. Entriamo in nuovi territori del sé che devono essere incontrati, esplorati e sperimentati perché si realizzino pienamente e perché questo nuovo modo di essere sia integrato e completo. È necessario soffrire per la perdita di quel vecchio sé, il giovane con cui abbiamo vissuto a lungo. Alla fine, se il territorio è stato pienamente penetrato e incontrato, la sua forma, il suo terreno, comincia ad avere un senso. Cominciamo a scoprire chi siamo ora e cosa siamo destinati a fare. C'è una sorta di celebrazione e molti di noi conoscono se stessi e i propri scopi qui meglio di quanto abbiano mai fatto.

Tutto questo richiede lavoro. Ci vuole tempo e, se siamo fortunati, possiamo prenderci questo tempo lontano dal lavoro, dalla famiglia e dalle responsabilità che abbiamo assunto nel corso della nostra vita. Possiamo prenderci il tempo per viaggiare dentro di noi e fare questo lavoro nel tempo interiore.

Questo sarebbe già abbastanza impegnativo se fosse l'unico aspetto da affrontare, ma c'è un altro fattore che lo rende ancora più difficile, un fattore che interferisce con il successo della transizione verso una mezza età sana e vitale: la pervasività di sostanze chimiche in tutto l'ecosistema che imitano le azioni degli estrogeni (ormoni femminili). La presenza potente e storicamente unica di queste sostanze chimiche nel nostro ecosistema e sui nostri corpi non può essere sopravvalutata. La loro assunzione quotidiana, attraverso il cibo e l'acqua, altera l'equilibrio ormonale del nostro corpo e, durante il passaggio alla mezza età, esaspera i normali cambiamenti che il nostro corpo è biologicamente destinato a compiere. Ciò si traduce, molto spesso, non solo in una perdita di energia e di libido, ma anche in una serie di patologie che comunemente affliggono gli uomini in età avanzata: infertilità, impotenza, malattie cardiache e così via.

Durante il passaggio alla mezza età, la chimica del nostro corpo inizia a cambiare. I livelli di testosterone e di altri androgeni (ormoni maschili) iniziano a cambiare in modo importante. Il nostro corpo si allarga, le orecchie diventano più grandi e più lunghe, i capelli cominciano a comparire in posti insoliti (e a scomparire in altri). Questi sono cambiamenti normali. Essi e molti altri sono elementi del nostro passaggio a un altro tipo di mascolinità. Ma qualcosa sta interferendo con questo cambiamento naturale del nostro corpo. I ricercatori che studiano il sistema endocrino si rendono conto che gli inquinanti e le sostanze estrogeniche ambientali entrano nel nostro corpo in quantità enormi. Quando lo fanno, spostano l'equilibrio dal testosterone (e altri androgeni) verso il lato estrogeno dell'equazione. Come le donne, anche noi abbiamo estrogeni nel nostro corpo (così come loro hanno il testosterone), solo che non ne abbiamo le stesse quantità e abbiamo molto più testosterone di loro. La cosa più importante è il rapporto tra androgeni ed estrogeni. Tutto ciò che altera questo equilibrio cambia chi e cosa diventiamo. Noi non siamo la nostra chimica, ma certamente siamo influenzati dalla nostra chimica. Il potere della nostra chimica androgenica di plasmare chi siamo inizia quando siamo ancora nel grembo materno.

CAPITOLO 2

ANDROPAUSA: l'ormone e il corpo maschile

Sebbene gli uomini siano accusati di non conoscere le proprie debolezze, forse altrettanto pochi conoscono la propria forza. È negli uomini come nei terreni, dove a volte c'è una vena d'oro che il proprietario non conosce.

JONATHAN SWIFT

Gli ormoni presenti nel nostro organismo sono essenzialmente di quattro tipi e si distinguono in base al tipo di molecola con cui sono costruiti. Gli ormoni sessuali, come il testosterone, sono costruiti attorno a un tipo specifico di molecola, uno sterolo, da cui deriva la parola *steroide*. Il nome del particolare sterolo utilizzato per gli ormoni sessuali è noto come colesterolo. È infatti il colesterolo che costituisce la base di tutti gli ormoni steroidei.

L'adrenalina è un altro tipo di ormone che serve come fonte di energia durante la risposta di fuga o di combattimento. È costruita attorno a un aminoacido chiamato tirosina (come l'ormone tiroideo tiroxina) nella ghiandola surrenale. Un altro tipo di ormone, l'insulina, molto importante per la capacità dell'organismo di utilizzare efficacemente il glucosio (un tipo di zucchero), viene costruito nel pancreas utilizzando proteine complesse. Altre sono costruite attorno ad aminoacidi a catena corta, chiamati peptidi.

Gli ormoni regolano gran parte del funzionamento del nostro corpo. Attraverso complessi cicli di biofeedback, il nostro corpo determina esattamente quali sono le sue esigenze in ogni momento e produce o rilascia ormoni per spostare il suo funzionamento nella direzione in cui deve andare. Come esempio di questo tipo di biofeedback generalizzato, non esiste un termostato centrale nel nostro corpo che lo mantenga a una certa temperatura. Nonostante i famosi 98,6° segnati su tanti termometri, la temperatura del corpo si sposta continuamente, è sempre in movimento. I vari sistemi del corpo si confrontano per così dire e insieme, in qualche modo non compreso dagli scienziati, giungono a una conclusione su come la temperatura debba spostarsi e poi la spostano. Siamo più un insieme di parti che cooperano, ognuna con la propria intelligenza innata, che un sistema meccanico con il cervello che funge da supervisore intelligente. Anche i nostri livelli ormonali sono in continua evoluzione. Il nostro corpo produce e rilascia ormoni in base alle necessità per rimanere vitale e in salute. Parte di questo processo comprende la produzione e il rilascio di ormoni sessuali. Nella mezza età, la quantità di testosterone nell'organismo maschile si sposta naturalmente, così come l'equilibrio tra androgeni ed estrogeni. È il movimento verso l'eccesso di estrogeni e la riduzione eccessiva del testosterone che produce molti dei problemi che gli uomini devono affrontare con l'età.

GLI ORMONI SESSUALI

Gli ormoni sessuali femminili sono noti collettivamente come estrogeni; i principali sono l'estradiolo, l'estrone, l'estriolo e il *16a-idrossiestrone*. L'estradiolo è il più diffuso e il più forte nei suoi effetti, proprio come il testosterone nei maschi. Il progesterone, che di solito non è considerato un estrogeno, è un altro ormone steroideo femminile di cui la maggior parte delle persone ha sentito parlare.

Gli ormoni sessuali maschili sono noti collettivamente come androgeni; i principali sono il testosterone, l'androstenedione (andro), l'androstenediolo, il diidrotestosterone (DHT), il deidroepiandrosterone (DHEA) e il deidroepiandrosterone solfato (DHEAS), una forma leggermente più complessa del DHEA.

Il precursore di tutti questi ormoni è il colesterolo, che viene convertito, in sequenza, negli ormoni steroidei pregnenolone e *17a-idrossipregnenolone*. In sostanza, il pregnenolone è l'ormone steroideo primario che viene convertito, o metabolizzato, in tutti gli altri ormoni steroidei sia nelle donne che negli uomini; per questo motivo, viene talvolta definito un pro-ormone. Altre persone lo definiscono a volte lo steroide "madre", il che fa del colesterolo la "nonna". Tutte le donne hanno degli androgeni, tutti gli uomini hanno degli estrogeni. Ognuno di essi è importante per il buon funzionamento del nostro corpo.

Nelle donne gli estrogeni vengono prodotti nelle ovaie, nelle ghiandole surrenali (che si trovano sopra i reni) e nel cervello. Sempre più ricerche rivelano che sia gli androgeni che gli estrogeni agiscono anche come potenti neuro-ormoni che influenzano fortemente l'attività del sistema nervoso centrale, motivo per cui sia gli estrogeni che gli androgeni sono prodotti nel cervello e nel sistema nervoso centrale.

Gli androgeni sono prodotti nei testicoli, nelle ghiandole surrenali, nel cervello e nei tessuti e nelle cellule periferiche dell'uomo, cioè in qualsiasi tessuto muscolare o in qualsiasi altra cellula o organo del corpo che necessiti di androgeni per una particolare funzione in un momento specifico. Circa il 95% del testosterone viene prodotto nei testicoli dell'uomo, la maggior parte del resto viene prodotto nelle ghiandole surrenali e una piccola quantità viene prodotta nei tessuti e nelle cellule periferiche. Altri androgeni (come il DHEA e il DHEAS) sono prodotti nel cervello a partire da precursori o pro-ormoni come il pregnenolone. I due ormoni sessuali che sembrano essere i più importanti, almeno in apparenza, sono l'estradiolo nelle donne e il testosterone negli uomini.

Tutti sanno che il testosterone fa di un uomo un uomo. La sua presenza nel nostro corpo ci rende letteralmente uomini. Il testosterone raggiunge un picco in tre momenti della nostra vita. Durante il secondo trimestre dello sviluppo fetale, i livelli ematici di testosterone aumentano da quasi zero a circa 4,0 nanogrammi per millilitro (ng/mL). (Un nanogrammo è un miliardesimo di grammo e un millilitro è 0,034 di oncia). Si tratta di una quantità tremendamente piccola, che tuttavia fa sì che il feto si sviluppi come maschio. Poi, dopo la nascita, il testosterone comincia a salire di nuovo, raggiunge un picco intorno ai sei mesi di età a circa 2,5 ng/mL e scende lentamente fino a quasi zero entro il primo anno di età. Lo scopo di questa impennata di testosterone dopo la nascita è in parte quello di avviare la formazione della ghiandola prostatica. Tuttavia, la ghiandola rimane minuscola, con un peso di soli 1 o 2 grammi. L'aumento finale del testosterone inizia tra i dieci e gli undici anni e aumenta lentamente fino a un picco di circa 5,0 ng/mL intorno ai diciotto anni. Poi si mantiene relativamente stabile fino a circa quarantacinque anni, quando diminuisce molto lentamente per il resto della vita. Durante quest'ultimo aumento del testosterone nell'adolescenza, il pene, lo scroto e la ghiandola prostatica si ingrandiscono, la voce si approfondisce, iniziano a crescere i peli del viso e del corpo, inizia la produzione di sperma, le ossa si allungano e diventano più massicce e il corpo si espande rapidamente fino a raggiungere dimensioni molto più grandi.

Poiché i livelli complessivi di testosterone nell'organismo che i medici di solito analizzano (a differenza del testosterone libero, di cui parlerò più avanti) rimangono all'incirca gli stessi dopo i quarantacinque anni, poiché gli uomini possono ancora generare figli dopo questa età e poiché non si verifica un cambiamento improvviso e paragonabile delle funzioni corporee simile a quello che le donne sperimentano durante la cessazione delle mestruazioni, molti medici e ricercatori hanno insistito sul fatto che non esiste una menopausa maschile e che, nonostante molti uomini la sperimentino, è tutto nella nostra testa. Altri ricercatori, che non accettano questa prospettiva, hanno però scoperto due cose interessanti. Il primo è che mentre i livelli complessivi di testosterone totale rimangono relativamente costanti, i livelli di testosterone *libero* cambiano notevolmente. Il secondo è che anche il rapporto androgeni/estrogeni si modifica in modo significativo.

Il 70-80% del testosterone presente nell'organismo maschile è legato a una proteina, la globulina legante gli ormoni sessuali (SHBG). Un altro 20% circa è legato a un'altra proteina, l'albumina. Il testosterone legato viene consumato, non è disponibile e fa qualcos'altro. Solo il testosterone libero, che costituisce dall'1 al 3% del livello totale di testosterone nell'organismo, è completamente disponibile e attivo a livello dei recettori delle cellule bersaglio del testosterone. Con l'avanzare dell'età, le quantità di questi tipi di testosterone si alterano notevolmente, contribuendo alle alterazioni che gli uomini sperimentano nella mezza età. Il testosterone legato alla SHBG aumenta di quasi l'80% all'età di 90 anni. All'età di 100 anni, il testosterone libero di solito scompare del tutto. Il Massachusetts Male Aging Study, condotto presso il New England Research Institute di Watertown, MA, ha rilevato che, in generale, negli uomini sani la quantità di testosterone libero diminuisce in media dell'1,2% all'anno tra i trentanove e i settant'anni. Nello stesso periodo, il testosterone legato all'albumina diminuisce di circa l'1,0% all'anno, mentre il testosterone legato alla SHBG e i livelli corporei di SHBG aumentano dell'1,2% all'anno. Ma il testosterone legato è solo una parte della storia. Nello stesso periodo di tempo, aumenta anche la quantità di testosterone convertito in altre sostanze.

Il testosterone in sé non è un prodotto finale. Viene convertito in altre sostanze di cui l'organismo ha bisogno. Per esempio, un enzima chiamato aromatasi converte il testosterone nell'estrogeno estradiolo e un altro enzima, la 5-alfa reduttasi, converte il testosterone in DHT, che molti considerano la sostanza androgena più potente di tutte (e l'ormone vero e proprio che fa quello che si pensa faccia il testosterone). Il DHT è un potente androgeno, mentre l'estradiolo è un potente estrogeno. Per molti aspetti, l'estradiolo può essere considerato la sostanza che rende le donne donne. Quindi, la sostanza in cui il testosterone viene convertito (DHT o estradiolo) ha un impatto enorme sulla salute e sul benessere maschile.

In piccole quantità, l'estradiolo negli uomini è fondamentale per sostenere la salute e la crescita dei filamenti neurali del cervello, che collegano le cellule cerebrali tra loro. L'estradiolo è anche fondamentale per la creazione e il mantenimento del neurotrasmettitore cerebrale essenziale, l'acetilcolina. L'estradiolo e gli altri estrogeni presenti nell'organismo maschile favoriscono anche un sano funzionamento sessuale, il flusso sanguigno e arterioso, la salute della pelle e così via. Durante il passaggio alla mezza età, il corpo maschile comincia naturalmente ad avere un po' più di estradiolo rispetto a quando era più giovane. Questo contribuisce ad alcuni dei cambiamenti che si verificano. Tuttavia, se una quantità eccessiva di testosterone viene convertita in estradiolo, l'equilibrio tra androgeni ed estrogeni viene alterato in modo significativo e ciò può avere un impatto enorme sul nostro modo di sentire come uomini. Può influire anche sui nostri livelli di salute.

La crescente perdita di testosterone libero nel corso del tempo crea alterazioni significative nel nostro corpo e nell'esperienza di noi stessi. (Ricordate che siamo maschi semplicemente per l'esposizione a minuscole quantità di nanogrammi di testosterone quando eravamo nel grembo materno). E, allo stesso tempo, sperimentiamo *un maggior numero di* ormoni estrogeni che, agli stessi minuscoli livelli di nanogrammi, rendono le donne ciò che sono. Non c'è da stupirsi che l'esperienza di molti uomini su se stessi e sulla loro vita cambi così tanto quando iniziano a entrare nei quaranta e cinquant'anni.

È proprio questo spostamento dei livelli di testosterone libero e il cambiamento del rapporto androgeni/estrogeni a segnalare il passaggio alla mezza età. Il cambiamento ormonale quando si passa a nuove fasi della vita è qualcosa che il nostro corpo fa naturalmente, proprio come quando, da neonati nel grembo materno, rilasciavamo le sostanze chimiche che davano inizio alle contrazioni della madre che portavano alla nostra nascita. Questi cambiamenti ormonali avvengono a età diverse per ogni uomo e nessuno può prevedere perché, come o quando si verificheranno naturalmente. È un'espressione della nostra unicità: storia genetica, chimica del corpo, ambiente, credenze, stress, cibi, speranze, sogni, aspirazioni, perdite, lutti, amori e destino. È un evento naturale, non un *declino* inevitabile, non una malattia. È semplicemente un passaggio a un nuovo modo di essere, una nuova espressione di mascolinità.

Purtroppo, è qui che gli inquinanti ambientali diventano un problema. Ogni anno milioni di tonnellate di sostanze industriali entrano nell'ambiente e hanno un impatto enorme sulla salute sessuale maschile. Esse aggravano il passaggio alla mezza età che gli uomini sperimentano naturalmente. I ricercatori hanno scoperto che alcune di queste sostanze causano la conversione di una maggiore quantità di testosterone in estradiolo, altre interferiscono effettivamente con la produzione di testosterone e altre ancora sono potenti estrogeni che, quando vengono assunti dal nostro corpo, alterano seriamente l'equilibrio tra androgeni ed estrogeni. Per molti di noi, i livelli di androgeni sono così profondamente alterati che la vitalità sessuale e la qualità della vita si riducono in modo significativo.

CAPITOLO 3

Impatto degli inquinanti ambientali sul testosterone

Non si tratta di un dibattito sul fatto che [l'alterazione del sistema endocrino] sia in atto o meno. Sta accadendo. Dobbiamo solo decidere fino a che punto vogliamo che continui ad accadere.

LOUIS GUILLETTE

Esistono prove significative del fatto che decine di sostanze, in genere sostanze chimiche sintetiche che sono estrogeni o imitano gli estrogeni, entrano nel corpo degli uomini e alterano in modo significativo il rapporto androgeni/estrogeni, ben oltre la gamma normale che gli uomini hanno storicamente sperimentato. Alcuni di questi inquinanti ambientali hanno anche la capacità di legare il testosterone libero e di interferire con la sua creazione o con i suoi livelli adeguati nel nostro corpo. Ciò colpisce i maschi più giovani, spesso a causa dell'impatto estrogenico nel grembo materno prima della nascita, così come gli uomini più anziani. Alcuni impatti sono estremamente preoccupanti. Come risultato di questi estrogeni esterni (o esogeni), Peter Montague di *Rachel's Environment and Health Weekly* (ora *Rachel's Democracy and Health News*) ha osservato:

> Ogni anno nel mondo industrializzato aumentano gli uomini che si ammalano di cancro ai testicoli [e alla prostata], di difetti congeniti del pene, di riduzione del numero di spermatozoi, di qualità dello sperma e di testicoli non scesi.

Il grado di variazione dei livelli di androgeni maschili è un fenomeno relativamente recente. È iniziato in modo molto blando in Europa nel 1516 con l'approvazione della legge tedesca sulla purezza della birra (si veda la sezione sul luppolo nel capitolo 7), si è diffuso molto lentamente per trecento anni e poi ha iniziato a intensificarsi con la scoperta e la produzione di sostanze chimiche di sintesi nell'industria. I ricercatori hanno scoperto che i cambiamenti nei livelli e nei rapporti di androgeni maschili a cui assistiamo oggi derivano da centinaia di sostanze chimiche estrogeniche prodotte sinteticamente (estrogeni mimici), nonché da antagonisti degli androgeni o antiandrogeni che disattivano direttamente gli androgeni nel nostro corpo. Negli ultimi sessant'anni si è assistito a una proliferazione evolutiva senza precedenti di questo tipo di sostanze chimiche sintetiche. Si stima che un terzo degli uomini americani, circa trenta milioni di noi, soffra di qualche forma di disfunzione erettile o impotenza. Ma i maschi di ogni specie, non solo gli uomini, stanno pagando il prezzo di questi estrogeni.   il prezzo di questi inquinanti estrogenici.

GLI EFFETTI DEGLI ESTROGENI MIMICI E DEGLI ANTAGONISTI DEGLI ESTROGENI SULLA SALUTE MASCHILE

Negli ultimi cinquant'anni, gli scienziati hanno registrato un cambiamento spaventoso nella salute riproduttiva degli uomini. Il numero di spermatozoi sta registrando un calo significativo in tutto il mondo, il cancro ai testicoli è cresciuto di circa il 2-4% all'anno negli uomini di età inferiore ai cinquant'anni, si è verificato un aumento generale del criptorchidismo (testicoli non scesi) nei giovani uomini e si è osservato un aumento generale dell'ipospadia (deformità del pene). L'aumento del cancro ai testicoli, ad esempio, è quasi esattamente parallelo all'aumento storico della produzione di sostanze chimiche sintetiche, industriali, agrochimiche e farmaceutiche. Dal 1880 al 1920, i tassi di cancro ai testicoli sono rimasti praticamente invariati. Dopo il 1920, hanno iniziato ad aumentare costantemente in modo direttamente proporzionale alla quantità di sostanze chimiche sintetiche prodotte in tutto il mondo.

Inquinamento estrogenico

Questo tipo di problemi riproduttivi si riscontra nei maschi di decine di specie in tutto il mondo: pantere, uccelli, pesci, alligatori, rane, pipistrelli, tartarughe e molti altri. Louis Guillette, endocrinologo riproduttivo e professore di zoologia presso l'Università della Florida, è un esperto nello studio delle sostanze chimiche che alterano il sistema endocrino nell'ambiente. Ha trascorso anni a studiare gli effetti degli interferenti endocrini ambientali (sostanze chimiche che interferiscono con l'attività degli ormoni sessuali). Le sue ricerche sugli alligatori maschi hanno dimostrato che i livelli di androgeni, i rapporti di androgeni e i livelli di testosterone libero sono tutti significativamente alterati dagli inquinanti ambientali e lo sono da tempo. "Nei maschi", scrive Guillette, "questa anomalia del testosterone persiste, per cui si verifica un cambiamento drammatico nei livelli circolanti di testosterone. Anche il DHT è alterato e alcuni maschi presentano livelli elevati di estrogeni. Quindi ci sono maschi femminilizzati". Commenta che i livelli di sostanze chimiche necessari per produrre tali cambiamenti sono incredibilmente piccoli. "Non abbiamo testato una parte per trilione di contaminante, perché pensavamo che fosse troppo basso. Ebbene, ci sbagliavamo. Alla fine, tutto ciò che va da cento parti per trilione a dieci parti per milione è ecologicamente rilevante ... a questi livelli c'è un'inversione del sesso ... [E la nostra ricerca] mostra che la dose più alta non sempre dà la risposta maggiore. Questo è stato un problema molto preoccupante per molte persone che cercano di fare la valutazione del rischio in tossicologia".

Gli steroidi di qualità farmaceutica sono infatti estremamente pervasivi negli ecosistemi mondiali. Entrano nel suolo, nell'aria e nell'acqua in milioni di tonnellate a causa dell'agricoltura e dell'uso massiccio di farmaci estrogenici da parte delle donne di tutto il mondo. Le pillole anticoncezionali e le terapie ormonali sostitutive della menopausa sono fonti particolarmente pervasive di inquinamento estrogenico. L'estrogeno sintetico Premarin, ad esempio, è il farmaco più prescritto negli Stati Uniti. Farmaci come questi vengono espulsi dal corpo umano ed entrano nell'ambiente, dove continuano a essere attivi come sostanze chimiche steroidee. I ricercatori trovano comunemente estradiolo sintetico, l'estrogeno più potente, e un altro estrogeno, l'estrone, nelle acque reflue provenienti dagli impianti di depurazione. Hanno regolarmente trovato concentrazioni di estradiolo a 14 parti per trilione (ppt) e di estrone a 400 ppt. Tutti i pesci maschi a valle di tali concentrazioni di inquinamento da estrogeni hanno manifestato problemi di riproduzione sessuale, molti dei quali sono diventati femmine. I ricercatori che hanno testato la potenza di questi estrogeni hanno scoperto che i cambiamenti sessuali iniziano a livelli incredibilmente piccoli di 0,1 ppt di estradiolo e 10 ppt di estrone.

DDT e altre sostanze chimiche
Altre sostanze chimiche come il diclorodifeniltricloroetano (DDT), gli organoclorurati, i policlorobifenili (PCB) e i loro metaboliti (le sostanze chimiche in cui vengono metabolizzati) sono fortemente attivi come mimici degli estrogeni e sono presenti nei terreni, nell'acqua e nell'aria di tutto il mondo. Milioni di tonnellate di questi estrogeno-mimetici sono utilizzati come pesticidi nelle aziende agricole di tutto il mondo. Particolarmente impattanti sono le grandi

aziende agroalimentari, che utilizzano questo tipo di sostanze chimiche in quantità enormi per aumentare la crescita degli animali.

Sebbene negli Stati Uniti si pensi che il DDT sia storia antica, non è così. Sebbene non sia utilizzato negli Stati Uniti, è ancora comune in altre parti del mondo. In effetti, nel 1995 è stato utilizzato più DDT che in qualsiasi altro momento della storia. Gli Stati Uniti non sono un Paese ecologicamente isolato e sostanze chimiche come il DDT circolano nell'atmosfera e negli oceani, per cui sono ancora presenti quantità misurabili di DDT nel suolo e nell'acqua degli Stati Uniti. Il DDT è infatti una sostanza chimica pervasiva a livello globale. Studi recenti hanno regolarmente riscontrato la presenza di DDT nel sangue della fauna selvatica nordamericana in concentrazioni medie di 1 nanogrammo per millilitro. Si tratta di una concentrazione circa 1.000 volte superiore ai normali livelli ematici di estradiolo libero (che il DDT imita) che dovrebbero essere riscontrati nella fauna selvatica. Inoltre, il p,p'-DDE, un sottoprodotto di degradazione del DDT, è risultato essere un potente antagonista degli androgeni, interferendo fortemente con gli equilibri e i livelli di androgeni maschili in tutte le specie che lo incontrano. Anche il comune pesticida vinclozolin, utilizzato su prodotti agricoli come cetrioli, uva, lattuga, cipolle, peperoni, lamponi, fragole e pomodori, è un potente antagonista degli androgeni. Venduto con i nomi commerciali Ronilan, Ornalin, Curalan e Voralan e miscelato con prodotti come Hitrun, Kinker, Ronilan M, Ronilan T Combi, Silbos e Fungo50, è ampiamente disponibile per l'uso in agricoltura e giardinaggio. Uno dei suoi sottoprodotti di degradazione (un metabolita) è risultato 100 volte più potente del vinclozolin come antagonista degli androgeni. Alcuni inquinanti ambientali, come il fungicida propiconazolo, sono così potenti che numerosi ricercatori hanno iniziato a esplorare l'uso delle loro sostanze chimiche attive (derivati dell'imidazolo) come contraccettivi maschili. I fungicidi a base di carbinoli pirimidinici sono così potenti che possono effettivamente inibire tutta la produzione ormonale. Bloccano completamente la sintesi degli steroli, compreso il colesterolo, da cui derivano tutti gli ormoni steroidei.

È stato inoltre riscontrato che gli ftalati, ampiamente utilizzati in medicina per rendere flessibili le materie plastiche, influiscono in modo significativo sui tessuti dipendenti dagli androgeni. Health Care Without Harm, un'organizzazione che cerca di ridurre al minimo gli impatti negativi sulla salute degli ospedali e della tecnologia medica, osserva che, sebbene alcuni ftalati agiscano come mimici degli estrogeni, altri sono potenti antagonisti degli androgeni. Uno ftalato, il DEHP (Di-[2-etilesil] ftalato), e il suo metabolita, il MEHP (mono-[2-etilesil] ftalato), mostrano una significativa tossicità testicolare, in particolare per le cellule del Sertoli dei testicoli. Le cellule del Sertoli nutrono gli spermatozoi immaturi fino alla maturità e la tossicità chimica legata allo ftalato determina una riduzione della produzione di spermatozoi. Il semplice utilizzo di dispositivi medici (come le sacche o i tubi per il plasma) che contengono DEHP può comportare un calo significativo della salute degli spermatozoi, perché gli ftalati fuoriescono facilmente dalla plastica e finiscono nel corpo umano. Le diossine e le plastiche contenenti cloruro di polivinile (PVC) producono impatti simili sulla salute maschile.

Preoccupazioni dei gruppi ambientalisti

Il gruppo ambientalista Greenpeace ha espresso preoccupazione solo per alcune delle sostanze chimiche sintetiche note come interferenti ormonali, tra cui le seguenti:

- Undici pesticidi comuni e i loro metaboliti

- PCB (ancora presenti nell'ambiente anche se non più prodotti)

- Diossine e furani (sottoprodotti della produzione di cloro e della plastica clorurata PVC)

- Bisfenolo A (un ingrediente utilizzato nelle otturazioni dentali e per rivestire l'interno delle lattine e delle bottiglie di latte riutilizzabili)

- Ftalati (usati per rendere flessibile la plastica in oggetti come le copertine dei libretti degli assegni, i tubi medici, gli anelli per la dentizione dei bambini)

- Idrossianisolo butilato (BHA), un additivo alimentare

Sempre più spesso si scopre che queste sostanze hanno un impatto diretto sulla salute riproduttiva maschile. Come riferiscono gli autori di *Our Stolen Future*, "diversi studi riportano che gli uomini infertili hanno livelli più elevati di PCB e altre sostanze chimiche sintetiche nel sangue o nello sperma, e un'analisi ha trovato una correlazione tra la capacità di nuotare dello sperma di un uomo e la concentrazione di [PCB] trovata nel suo sperma".

Non sono solo i gruppi ambientalisti a essere preoccupati. Le organizzazioni scientifiche e le agenzie ambientali dei Paesi di tutto il mondo sono giunte all'ineluttabile conclusione che la salute maschile di ogni specie sulla Terra è influenzata negativamente da queste sostanze chimiche di sintesi.

Solo per fare un esempio, nel 1995 l'Agenzia danese per la protezione dell'ambiente ha pubblicato un rapporto intitolato "Salute riproduttiva maschile e sostanze chimiche ambientali con effetti estrogenici". Il rapporto, di 175 pagine, identificava numerosi prodotti di consumo che contengono sostanze chimiche note per l'alterazione degli ormoni, come "pesticidi, detergenti, cosmetici, vernici e materiali di imballaggio, compresi i contenitori di plastica e gli involucri per alimenti". Dieci classi di sostanze chimiche, contenenti centinaia di tipi diversi di prodotti, sono state elencate come agenti preoccupanti.

Peter Montague riflette che il rapporto chiarisce che "a differenza [degli ormoni naturali], molte sostanze chimiche industriali che entrano nell'organismo non sono prontamente scomposte, quindi circolano nel sangue per lunghi periodi, in alcuni casi molti anni, imitando gli ormoni naturali". Quel che è peggio è che queste sostanze ormonalmente attive possono combinarsi tra loro in modi che non sono compresi, non sono prevedibili e non sono mai stati studiati.

Effetti degli inquinanti
L'impatto di questo tipo di sostanze chimiche sulle nostre vite e sui nostri movimenti attraverso le fasi della nostra vita di uomini non può essere sopravvalutato. È estremamente importante riconoscere che molte delle difficoltà contemporanee che gli uomini incontrano nella mezza età o addirittura da giovani adulti sono il risultato dell'assunzione pervasiva di quantità di nanogrammi di queste sostanze chimiche. Problemi alla prostata, disfunzione erettile, sterilità, problemi di motilità degli spermatozoi, perdita di energia, libido e persino aterosclerosi (arterie intasate di grasso), malattie cardiache e molti altri problemi fisici comuni possono essere legati all'alterazione dell'equilibrio androgeni/estrogeni e alla diminuzione dei livelli di testosterone libero nel nostro corpo. Nel 1920, negli Stati Uniti gli uomini avevano la stessa aspettativa di vita delle donne. Con l'ingresso nell'ambiente e nel nostro corpo di un numero sempre maggiore di sostanze simili agli estrogeni, la nostra aspettativa di vita è diminuita fino ad arrivare a un ritardo di otto anni rispetto alle donne.

Il problema pervasivo di queste sostanze chimiche è aggravato dal cambiamento significativo degli alimenti che mangiamo. Nel corso dei milioni di anni della nostra storia evolutiva, gli esseri umani hanno vissuto come parte integrante delle loro foreste e savane. Di norma, ogni anno mangiavano da centinaia a migliaia di tipi di piante come parte integrante della loro dieta. Il nostro corpo umano è abituato a questo tipo di alimentazione da milioni di anni; se lo aspetta e ne ha bisogno. La maggior parte di queste piante è ricca di centinaia o migliaia di potenti sostanze chimiche naturali di cui abbiamo bisogno per rimanere in salute. In media, le persone nei Paesi industrializzati mangiano da cinque a dodici verdure all'anno. La maggior parte delle verdure è stata modificata per ottenere un gusto migliore, riducendo o eliminando molti dei loro componenti chimici più potenti.

La combinazione di questi eventi storici convergenti fa sì che gli uomini non entrino nella mezza età in condizioni di salute vitali come è avvenuto storicamente. Per questo motivo è importante che molti di noi lavorino attivamente per ripristinare i livelli e i rapporti naturali di androgeni.

CAPITOLO 4

FITOANDROGENI: terapia sostitutiva naturale per gli uomini

Mentre cadevano dal cielo, le piante dissero: "Qualunque anima vivente pervaderemo, quell'uomo non subirà alcun danno".

LA RIG-VEDA

Se è vero che per molti di noi l'equilibrio ormonale è stato alterato e i livelli di testosterone libero sono diminuiti, è possibile invertire questo processo integrando regolarmente la dieta con piante ad alto contenuto di androgeni, integratori e vitamine steroidee naturali e alimenti che stimolano gli androgeni. L'inserimento regolare di questi alimenti nella dieta, per un periodo che va da due settimane a un anno, può aumentare i livelli di testosterone libero e modificare positivamente il rapporto androgeni/estrogeni. Il resto di questo libro esaminerà le piante, gli integratori e gli alimenti più importanti che possono essere utilizzati per aumentare i livelli di testosterone e alterare l'equilibrio tra androgeni ed estrogeni verso il lato androgeno dell'equazione. In questo capitolo verrà esaminata una classe unica di farmaci vegetali, i fitoandrogeni.

FITOANDROGENI E SALUTE NEGLI UOMINI DI MEZZA ETÀ

Il concetto di fitoandrogeni, ovvero di piante che contengono androgeni o che stimolano l'attività androgenica negli uomini, è relativamente nuovo. I fitoestrogeni hanno una storia molto più profonda e la maggior parte dei medici e delle persone hanno almeno un'idea della loro esistenza. I fitoandrogeni svolgono le stesse funzioni dei fitoestrogeni, ma lo fanno per gli uomini e non forniscono estrogeni, bensì androgeni. I fitoandrogeni aumentano i livelli di testosterone libero nell'organismo e spostano l'equilibrio tra androgeni ed estrogeni verso il lato androgeno dell'equazione.

Le piante svolgono questa funzione fornendo direttamente androgeni come il testosterone, stimolando la produzione di androgeni da parte dell'organismo o interferendo con la scomposizione (o conversione) degli androgeni in estrogeni o con il loro legame alla SHBG (vedi capitolo 2) o all'albumina. Il polline di pino è un esempio di pianta che fornisce quantità significative di testosterone e altri androgeni. I ginseng (asiatico, tienchi, eleuterococco) e il tribulus sono esempi di piante che stimolano la produzione di androgeni nell'organismo. La radice di ortica è un esempio di pianta che impedisce la conversione del testosterone in estrogeni e interferisce con il suo legame con le sostanze inerti dell'organismo.

Le piante che contengono testosterone sono onnipresenti nell'ambiente, ma su di esse sono state condotte pochissime ricerche. Si spera che, man mano che la conoscenza dei fitoandrogeni si diffonderà, la ricerca seguirà questa strada. Ci sono moltissime piante che contengono testosterone o altri androgeni, solo che nessuno le ha mai cercate.

Le seguenti erbe sono tra i più potenti fitoandrogeni finora conosciuti. La pianta che contiene più testosterone (e altri androgeni) è, a questo punto, il pino, soprattutto il suo polline. Negli ultimi dieci anni ne ho tratto molti benefici, così come molti uomini che mi sono stati segnalati. Anche il giglio di David ne contiene quantità notevoli, ma al momento non è disponibile in commercio. Secondo la mia esperienza personale, non è così forte come il polline di pino, forse perché deve essere raccolto in una piccola finestra temporale quando raggiunge il picco di produzione di testosterone, cosa che non è sempre possibile. Lo includiamo qui nella speranza che le informazioni su di esso stimolino i coltivatori commerciali a renderlo disponibile.

Il protocollo di combinazione qui descritto agisce in modo affidabile per aumentare i livelli di testosterone, i livelli di energia generale e il senso di benessere generale.

Protocollo naturale di potenziamento del testosterone

Tintura di polline di pino: ⅜ cucchiaino tre volte al giorno.

Radice di ortica: 1200 mg al giorno

Tribulus: 500 mg tre volte al giorno

Panax ginseng: ¼ di cucchiaino al giorno.

Ginseng Tienchi: ⅓ di cucchiaino tre volte al giorno.

Eleuthero: 1 cucchiaino due volte al giorno

Pino (Pinus spp.) e polline di pino (Pollen pini)

Famiglia: Pinaceae

Nomi comuni: Pino. Le specie specifiche hanno nomi diversi: Pino silvestre *(Pinus sylvestris)*, pino nero *(Pinus nigra)*, pino coreano *(Pinus koraiensis)*, pino massone *(Pinus massonia)*, pino cinese, alias pino da olio cinese, alias pino rosso cinese *(Pinus tabulaeformis)*.

Specie principali utilizzate: Sebbene tutti i pollini di pino contengano testosterone, le specie principali di alberi utilizzate per il loro polline sono *P. sylvestris* e *P. nigra* negli Stati Uniti, *P. koraiensis* in Corea e *P. massonia* e *P. tabulaeformis* in Cina. Qualsiasi specie, tuttavia, va bene.

Parti utilizzate: Tutte le parti del pino sono utilizzate in medicina: il polline, la corteccia, i semi e gli aghi. Per aumentare il testosterone nel corpo e bilanciare il rapporto androgeni/estrogeni, il polline è la parte principale utilizzata. È molto ricco di testosterone. In misura minore, anche i semi possono essere utilizzati a questo scopo, con alcune avvertenze (vedi capitolo 6). Anche se la corteccia è eccellente per molte cose, di solito non contiene abbastanza testosterone e altri androgeni per essere utile a questo scopo.

Nomi comuni del polline di pino: inglese: pine pollen, cinese: Songhuanfen, coreano: songhwaju, latino: pollen pini. **NOTA:** alcune fonti e siti Web traducono *polline pini* come "polline d'api" e vendono il polline d'api come polline di pino, il che non è corretto. Quando si cerca il polline di pino, bisogna fare attenzione che quello che viene etichettato come polline pini sia davvero polline di pino e non di api.

Habitat: In tutto il mondo esistono circa 100 specie di pini. In generale, sono originari delle regioni temperate e montuose dell'emisfero settentrionale. Si estendono dall'Artico fino al Nord Africa, alle Filippine e all'America centrale. Solo una specie è autoctona a sud dell'equatore, il

Pinus merkusii, originario di Sumatra. Tuttavia, molte specie di pino sono state distribuite dall'uomo a sud dell'equatore e ora crescono spontaneamente ovunque siano state introdotte. Tra le specie utilizzate per il polline di pino, il *P. sylvestris,* ad esempio, è originario dell'Europa dalla Norvegia alla Spagna e di alcune zone dell'Asia. Preferisce un terreno ben drenato, acido e in pieno sole. È molto tollerante ai terreni secchi e sterili.

Coltivazione: I pini, soprattutto il *Pinus sylvestris, si* coltivano facilmente a partire dai semi.

Raccolta: La stagione di raccolta del polline di pino va solitamente da marzo a maggio alle latitudini settentrionali. La metà di aprile è spesso un periodo di raccolta privilegiato.

Gli amenti maschili, che crescono in un ciuffo all'estremità dei rami di pino, assomigliano a una piccola pannocchia ricurva o forse a una piccola coda di gatto ricurva. Questi amenti producono il polline che a volte ricopre il terreno con una coltre di polvere gialla durante la stagione pollinica. Gli amenti vengono raccolti quando la produzione di polline è maggiore. In Cina, gli amenti vengono messi ad asciugare in contenitori aperti. Poi gli amenti vengono scossi, il polline viene separato e gli amenti vengono scartati. Poiché la digeribilità del polline di pino grezzo da parte dell'uomo è (secondo i produttori) limitata, i produttori cinesi di compresse e polveri di polline di pino schiacciano i grani di polline per rompere le pareti cellulari prima di venderli.

Negli Stati Uniti, il principale produttore di tintura di polline di pino raccoglie gli amenti carichi di polline durante l'alta stagione pollinica e li tinge. Cioè, vengono messi a macerare, freschi, in una miscela di acqua e alcol. La tintura, a maturità, viene filtrata e conservata in bottiglie d'ambra al riparo dalla luce diretta del sole.

Azioni del polline di pino: fortemente androgeno, aumenta i livelli di testosterone libero nel sangue, ripristina l'equilibrio androgeni/estrogeni, è altamente nutritivo (forte fonte di aminoacidi e vitamine), stimola la rigenerazione del fegato, riduce i livelli di colesterolo nel sangue, aumenta i livelli di superossido dismutasi (SOD; un potente antiossidante) nel cuore, nel fegato e nel cervello, migliora l'immunità e favorisce una sana funzione endocrina.

Azioni dei semi di pino: Moderatamente androgeni, fortemente nutritivi.

Azioni della corteccia di pino: Lievemente androgeno, potente antiossidante, scavenger dei radicali liberi e inibitore della perossidazione lipidica, antinfiammatorio, stabilizzatore di collagene ed elastina.

Chimica: Il polline di pino contiene grandi quantità di steroli, sostanze simili agli steroidi, eccezionalmente potenti. Molti di questi sono brassinosteroidi. Uno di questi, il brassinoloide, è un potente stimolante della crescita delle piante. Basta un nanogrammo applicato a un germoglio di fagiolo per provocare una crescita straordinaria. Altri brassinosteroidi, come il castasterone e il tifasterolo, sono comuni nel polline di pino. Il polline contiene anche una serie di gibberelline endogene e una serie di glutatione transferasi. Le gibberelline endogene sono ormoni vegetali che influenzano l'ingrandimento e la divisione delle cellule. Le glutatione transferasi hanno un'ampia azione nei sistemi viventi. Detossificano gli xenobiotici, come i cancerogeni chimici e gli inquinanti ambientali, e inattivano le aldeidi insature, i chinoni e gli idroperossidi che si formano come metaboliti dello stress ossidativo. Ma soprattutto, per questo libro, sono intimamente coinvolti nella biosintesi del testosterone e del progesterone. Le piante che crescono nelle pinete dipendono da questa potente fonte di nutrimento per la loro crescita. Infatti, i brassinosteroidi regolano l'espressione genica in molte piante. Il polline che cade al suolo o nell'acqua viene generalmente assorbito molto rapidamente come alimento e nutriente per stimolare la crescita di altre piante e organismi viventi nell'area, compresi insetti e animali. I brassinosteroidi presenti nel polline hanno una struttura molto simile a quella di molti ormoni steroidei animali e presentano un'attività steroidea. Inoltre, il polline di pino contiene quantità significative di ormoni maschili umani come il testosterone e l'androstenedione e quantità relativamente elevate di aminoacidi, vitamine, minerali e altri nutrienti. Un'analisi più completa dei componenti del polline di pino è riportata nella sezione Ricerca scientifica, più avanti in questa sezione.

Informazioni sul pino e sul polline di pino: I pini hanno una lunga storia di utilizzo come medicinali e alimenti. Pochi sanno che la corteccia interna di alcuni pini può essere raccolta a strisce e cucinata come una pasta o che, se essiccata e macinata, si ottiene una buona farina.

La parte più androgena dei pini è il polline, ma anche i semi e, in misura minore, la corteccia contengono androgeni. I semi possono contribuire ad aumentare i livelli di androgeni nell'uomo se usati come additivo alimentare regolare, mentre un estratto della corteccia interna del pino può essere usato come potente antiossidante.

Ricerche emergenti hanno dimostrato che, in determinate circostanze, la corteccia di pino e la polpa dell'albero possono essere fortemente androgeni. Gli studi hanno dimostrato che le femmine dei pesci a valle delle cartiere di pino si trasformano letteralmente in maschi a causa degli alti livelli di androgeni presenti nell'acqua. Secondo i ricercatori, l'analisi degli effluenti mostra un impatto "simile al testosterone". (La specie di pino normalmente utilizzata negli estratti di corteccia di pino è il *Pinus pinaster, che* cresce lungo la costa atlantica della Francia e nel Nord Africa.

Il polline di pino è una sostanza gialla, simile alla farina, prodotta in milioni di tonnellate ogni anno dalle foreste di pini della Terra. A differenza della maggior parte delle piante da fiore, i pini sono impollinati dal vento. Non hanno cioè un animale o un insetto impollinatore che li aiuti a riprodursi, ma si affidano al vento per portare il polline alla pigna (la parte femminile della pianta). Ogni primavera, gli alberi rilasciano il polline dai loro amenti maschili, ognuno dei quali può produrre sei milioni di grani di polline. Sotto ingrandimento, un granello di polline assomiglia a Topolino, una grande testa con due enormi orecchie a coppa. Il vento si infila nelle orecchie a coppa, la testa agisce come una sorta di chiglia appesa sotto, e il polline naviga come una nave nell'aria fino a trovare la sua strada all'interno delle scaglie sovrapposte di un cono. Gli aghi intorno ai coni e i coni stessi alterano letteralmente i modelli di flusso del vento per incanalare più accuratamente il polline in modo che possa avvenire la fecondazione. Sotto ogni piccola squama sovrapposta di una pigna, crescerà un seme di pino, o pinolo. Per facilitare l'impollinazione, viene rilasciata una quantità di polline di pino superiore al necessario e ogni primavera il terreno, i corsi d'acqua e gli stagni intorno e sotto le foreste di pini si ricoprono di questa fine polvere gialla.

Uso ayurvedico: Il polline di pino è sconosciuto nella pratica ayurvedica, per quanto ne so. Un certo numero di pini è stato usato come medicina, ma soprattutto gli alberi, la linfa e così via, come antibatterici e per i disturbi polmonari. Tuttavia, i semi di *P. gerardiana* hanno una lunga storia di utilizzo in India come tonico afrodisiaco e sono considerati anodini, stimolanti e nutritivi. Venivano talvolta utilizzati per i disturbi reumatici, la debilitazione seminale, la leucorrea e il gleet (scariche vaginali e uretrali).

Medicina tradizionale cinese: Conosciuto come songhuanfen (o song huan fen), il polline del pino massone, *P. massoniana,* e del pino cinese, *P. tabulaeformis* (di solito miscelati insieme) è stato usato nella medicina tradizionale cinese per millenni come ricostituente della salute, tonico della longevità e nutriente antiaging. La più antica menzione di questa pianta negli antichi testi cinesi si trova nei *Pandetti della Materia Medica* di Shen Nong della dinastia Han (206 a.C.-220 a.C.). Sebbene l'erba sia stata utilizzata per diverse migliaia di anni, gli attuali metodi di produzione cinesi enfatizzano la rottura della parete cellulare del polline per facilitarne l'assorbimento. La letteratura che sono riuscito a trovare non è molto esaustiva, soprattutto se si considera il ruolo che il polline ha avuto nella medicina tradizionale cinese per un periodo così lungo. Viene utilizzato un processo di polverizzazione a bassa temperatura e ad alta velocità con flusso d'aria che rompe il 99% del materiale cellulare.

I medici tradizionali cinesi prescrivono il polline di pino per inumidire i polmoni, alleviare i dolori reumatici, alleviare la fatica, aumentare la resistenza, rafforzare il sistema immunitario, migliorare la pelle, rafforzare il cuore, rafforzare il tratto gastrointestinale e lo stomaco, aumentare l'agilità mentale, problemi alla prostata, aumentare l'agilità e diminuire il peso. È interessante notare che molte di queste azioni sono coerenti con l'assunzione di testosterone esogeno. Il polline di pino è anche usato esternamente come cataplasma per arrestare le scariche, per fermare le emorragie e per problemi cutanei come eczema, impetigine, acne ed eritema da pannolino.

Il polline di pino coreano (chiamato songhwaju) da *P. koraiensis* è usato in Corea più o meno come il polline di pino simile è usato in Cina, spesso come tè e anche come additivo in molte ricette tradizionali. Anche se sta diventando più difficile da trovare (è ancora usato regolarmente nella Corea del Nord), il polline di pino è tradizionalmente disponibile nei negozi di alimentari della Corea del Sud ed è venduto in scatole simili a quelle che contengono bicarbonato di sodio negli Stati Uniti. Storicamente, è stato incluso regolarmente negli alimenti come additivo anti-invecchiamento e rinvigorente.

Pratica botanica occidentale: Il polline di pino non fa parte della medicina botanica tradizionale occidentale. È entrato nella pratica botanica occidentale solo di recente, con l'emergere dell'interesse per i fitoandrogeni.

Ricerca scientifica: Stranamente, data la sua lunga storia in Cina, la ricerca sul polline di pino in Occidente è ancora agli inizi. Ciò che i ricercatori hanno scoperto, tuttavia, conferma l'uso cinese del pino come medicina antinvecchiamento e stimolante per la vitalità degli uomini. Il polline di pino è estremamente ricco di androgeni e di aminoacidi che favoriscono una sana funzione endocrina. L'analisi del polline di *P. sylvestris, P. nigra, P. bungeana* e *P. tabulaeformis* ha dimostrato la presenza di componenti androgeni, tra cui il testosterone.

Il polline di *Pinus nigra,* o pino nero, contiene i seguenti androgeni: androstenedione (0,7-0,8 mcg per 10 g, 0,000009% in peso), testosterone (0,7 mcg per 10 g, circa lo 0.000009% in peso), deidroepiandrosterone (DHEA; circa 0,1 mcg per 10 g, 0,0000015% in peso) e androsterone (circa 0,2 mcg per 10 g, 0,0000022% in peso). Il testosterone nel polline di *Pinus bungeana* è di 11 ng per 0,1 g di peso secco, mentre quello di *P. tabulaeformis* è di 27 ng per 0,1 g di peso secco.

Anche se queste quantità possono sembrare piccole, ricordiamo che bastano 4 ng (un millesimo di microgrammo) per cambiare il nostro sesso in maschile mentre ci stiamo sviluppando nell'utero. Ciò può essere rappresentato come 0,004 mcg. Gli androgeni sono sostanze chimiche molto potenti. Rispetto a questa quantità, il polline di *P. nigra* contiene 0,7 mcg per 10 g di polline. La dose orale tradizionale di polline di pino in Cina va da 4,5 a 9 g al giorno.

Il contenuto di aminoacidi è elevato in tutti i pollini di pino. Ad esempio, l'analisi chimica del polline di *Pinus montana* ha rilevato che contiene i seguenti aminoacidi (quantità indicate per 100 grammi): arginina (6,4 g), leucina (6,5 g), lisina (5,1 g), metionina (1,5 g), fenilalanina (2,1 g), triptofano (0,8 g) e tirosina (1,05 g), oltre a tracce di alanina, aminobutirrico (0,8 g) e tirosina (1,05 g).1 g), triptofano (0,8 g) e tirosina (1,05 g), oltre a tracce di alanina, acido amino-butirrico, acido aspartico, cistina, acido glutammico, glicina, idrossiprolina, isoleucina, prolina, serina, treonina e valina.

La combinazione di *P. massonia* e *P. tabulaeformis,* spesso utilizzata nelle compresse di polline di pino cinese, contiene aminoacidi simili a quelli presenti in *P. montana,* tra cui i seguenti (quantità indicate per 100 grammi): acido asparagico (1098 mg), treonina (492 mg), serina (522 mg), acido amino glutarico (1579 mg), acido aminoacetico (698 mg), alanina (564 mg), isoleucina (539 mg), leucina (846 mg), tirosina (365 mg), fenilalanina (572 mg), lisina (802 mg), istidina (189 mg), cistina (112 mg), valina (646 mg), merionina (166 mg), arginina (998 mg), prolina (884 mg) e triptofano (149 mg).

La fenilalanina è collegata ai neurotrasmettitori cerebrali e influisce sull'umore e sui livelli di dopamina nel cervello. Sia la fenilalanina che la tirosina sono precursori della L-dopa. La L-dopa viene metabolizzata in dopamina sia nel cuore che nel cervello. Senza la dopamina, la comunicazione neurale nel cervello sarebbe impossibile. È stato inoltre dimostrato che la L-dopa aumenta l'interesse e l'attività sessuale e facilita l'erezione negli uomini. È specifica per il trattamento dell'anorgasmia, l'incapacità della donna di avere un orgasmo. La tirosina è anche il precursore dell'epinefrina (adrenalina) e della noradrenalina. L'arginina è un precursore dell'ossido nitrico (uno stimolante dell'erezione) e possiede funzioni di guarigione delle ferite e di rafforzamento immunitario (ecco perché il polline di pino è così efficace per le malattie della pelle). L'arginina stimola il rilascio degli ormoni della crescita, migliora la fertilità ed è spermigenica (cioè aumenta la produzione di sperma) a dosi di 4 grammi al giorno.

È stato riscontrato che il polline di pino è anche ricco di vitamine. Il *P. montana* contiene le seguenti vitamine (quantità indicate per grammo di polline): riboflavina (5,6 mg), acido nicotinico (79,8 mg), acido pantotenico (7,8 mg), piridossina (3,1 mg), biotina (0,62 mg), inositolo (9 mg) e acido folico (0,42 mg).

L'analisi del polline di pino effettuata da ricercatori cinesi ha mostrato risultati simili. Lo studio ha rilevato che contiene (quantità indicate per 100 grammi): vitamine B_1 (6070 mcg), B_2 (486 mcg), B_6 (1300 mcg), E (3240 mcg), C (562 mcg), D_3 (22,8 mcg) e A (43,2 mcg), nicotinamide (24000 mcg), acido folico (930 mcg) e B-carotina (26,2 mcg).

La quantità di vitamina D in *P. sylvestris* e *P. nigra* è di circa 2 mcg per 10 grammi di polline. Le vitamine D_2 e D_3 sono presenti in quantità comprese tra 0,1 e 3 mcg per 10 g di polline. Il polline contiene anche i metaboliti idrossilati della vitamina D_3, che svolge un ruolo essenziale nella regolazione dell'assorbimento intestinale di calcio e fosforo, nella mobilizzazione del calcio dalle ossa e nel riassorbimento di calcio e fosforo nei reni. Inoltre, modula la differenziazione degli osteoclasti, la soppressione della crescita delle cellule paratiroidee e l'espressione genica dell'ormone paratiroideo e influisce sulla crescita e sulla differenziazione dei cheratinociti nella pelle. Questo spiega, in parte, l'efficacia tradizionale del polline di pino nella medicina cinese per trattare persone con disturbi intestinali e, ancora una volta, problemi cutanei.

Il polline di pino cinese, come tutti i pollini di pino, contiene numerosi elementi essenziali, tra cui i seguenti (quantità indicate in parti per milione): potassio (3118,8), sodio (516,8), calcio (481), magnesio (1427,5), fosforo (3609,1), ferro (129,9), manganese (280,7), rame (4,3), zinco (9,8) e selenio (0,1). Anche i pollini di pino contengono una serie di costituenti primari. Ad esempio, il *P. ponderosa* contiene l'11,17% di sostanze grasse, lo 0,23% di zucchero chetoso, l'1,14% di glucosio, il 16,40% di saccarosio e l'1,29% di amido.

La maggior parte degli studi scientifici è stata condotta in Cina. Pochi documenti di questi studi sono stati tradotti in inglese. Studi in vivo sui topi hanno rilevato che il polline di pino cinese ha un particolare effetto antifatica, aumenta i tempi di sopravvivenza sotto stress, aumenta l'attività della SOD nel fegato, protegge il fegato da fattori di stress chimici, tra cui l'alcol, riduce i livelli di colesterolo, aumenta i livelli di lipoproteine ad alta densità (HDL) e riduce i livelli di lipoproteine a bassa densità (LDL) e protegge i vasi sanguigni arteriosi dai danni. Altri studi in vivo sul polline di pino hanno rilevato che riduce l'accumulo di lipofuscina nel cuore, nel cervello e nel fegato. La lipofuscina è costituita da granuli di un pigmento marrone, considerato un pigmento di invecchiamento, ed è il residuo della digestione lisomale. L'accumulo di lipofuscina si verifica con l'invecchiamento degli animali e interferisce con il funzionamento sano degli organi in cui si accumula. Le macchie epatiche, ad esempio, sono depositi di lipofuscina nella pelle. Il fatto che il polline di pino riduca l'accumulo di lipofuscina nel cuore, nel cervello e nel fegato dà credito al suo lungo utilizzo in Cina come erba anti-invecchiamento.

Nessuno degli studi sull'uomo è stato ancora pubblicato in inglese. L'uso principale del polline di pino nella medicina cinese è stato quello di medicinale anti-invecchiamento che aumenta la vitalità e la potenza maschile, la chiarezza mentale, la forza, la qualità della pelle e l'agilità.

Dosaggio consigliato: Tintura: Un contagocce pieno (30 gocce, 1,5 ml, o ⅜ di cucchiaino) tre volte al giorno o come desiderato. Compresse: da tre a sei compresse da ½ g tre volte al giorno (cioè da 4,5 a 9 g al giorno).

Impatto/importanza della tintura: Uso la tintura di polline di pino dal 2002 e l'ho trovata estremamente efficace nella pratica. Quando viene assunta come tintura, i costituenti del polline entrano quasi immediatamente nel flusso sanguigno. Si verifica un'immediata impennata di energia e, nel tempo, un aumento della forza, della vitalità, della libido e dell'ottimismo. Aumentano anche la resistenza sessuale e la funzione erettile. Questi effetti sono comunemente riportati dagli utilizzatori. Non mi è chiaro se gli androgeni contenuti nelle compresse di polline di pino entrino effettivamente nel flusso sanguigno con la stessa efficacia, a causa dei problemi che talvolta si verificano quando i costituenti devono passare attraverso la digestione e le membrane dello stomaco e del tratto gastrointestinale. Il processo digestivo interferisce talvolta in modo significativo con l'assorbimento di alcuni costituenti. Per questo motivo ritengo che le compresse siano eccellenti come integratore su base giornaliera, ma per il potenziamento del testosterone la tintura è un approccio migliore.

Effetti collaterali e controindicazioni: Sebbene non sia comune, una piccola percentuale di persone è allergica al polline di pino. Si tratta dell'1,5-10% della popolazione, a seconda della posizione geografica. Le allergie sono generalmente lievi e vanno dalla rinocongiuntivite (infiammazione del naso e dell'area intorno al bulbo oculare) all'asma lieve in persone estremamente sensibili. In letteratura è riportato un caso di anafilassi (una grave reazione allergica) ai pinoli, ma effetti così gravi non sono stati segnalati in persone che utilizzano il polline. Se si è dimostrata una precedente sensibilità ai pollini, è opportuno procedere lentamente con il polline di pino, iniziando con una dose minima, finché non si è sicuri di non essere sensibili. **Se avete una storia di allergie al polline o di reazioni gravi alle punture delle api, dovreste procedere con cautela per assicurarvi che le vostre reazioni non si estendano ai prodotti a base di pino.**

Ampi test tossicologici in vivo condotti in Cina hanno dimostrato che il polline di pino non è tossico, anche a dosi elevate. È stato tradizionalmente utilizzato come complemento permanente della dieta sia in Cina che in Corea. Le pubblicazioni governative e la letteratura storica non riportano effetti collaterali.

Il polline di pino non deve essere utilizzato per aumentare i livelli di testosterone negli uomini adolescenti, poiché può interferire con la normale produzione di testosterone dell'organismo. Non deve essere utilizzato da persone con condizioni di eccesso androgenico.

Interazioni erbe/farmaci: Nessuna conosciuta.

Giglio di David (Lilium davidii)

Famiglia: Liliaceae

Nomi comuni: Giglio di David, chuan bai he (Cina).

Parti utilizzate: Per l'alimentazione, il bulbo della radice. Per il potenziamento degli androgeni, principalmente le antere e il polline, ma in genere si raccoglie e si tinge l'intero fiore.

Habitat: Questo giglio è originario della Cina (province di Gansu, Henan, Hubei, Shaanxi, Sichuan e Yunnan) e del subcontinente indiano (stati di Arunachal Pradesh e Manipur). Gli appassionati di fiori, tuttavia, l'hanno diffusa in tutto il mondo e si sta naturalizzando ovunque. La pianta cresce da 3 a 5 piedi di altezza; i fiori, di colore arancione brillante e con macchie nere, crescono singolarmente o da due a otto in un racemo. Le piante amano i luoghi umidi delle foreste, i margini delle foreste e i pendii erbosi, generalmente a un'altitudine di 2.400 piedi o superiore. La pianta è ampiamente coltivata in Cina per i suoi bulbi commestibili.

Coltivazione: Di solito si ricava dai bulbi, come la maggior parte dei membri di questa famiglia.

Raccolta: In genere, i fiori vengono raccolti quando sono maturi e il polline è ben sviluppato. I bulbi vengono solitamente raccolti in autunno o in inverno. Per ulteriori informazioni sulla raccolta di questa specie per l'uso nell'aumento degli androgeni negli uomini, consultare la sezione scientifica di questa sezione.

Azioni: Stimolante androgenico, rilassante.

Chimica: Sebbene siano stati sviluppati ampi profili chimici su molti gigli simili, questa specie è molto nuova per questo tipo di esame. La chimica della famiglia dei gigli è complessa e i composti steroidei sono comuni, tra cui saponine steroidee, alcaloidi steroidei e ora, in questa specie, ormoni steroidei. Tutti questi hanno un impatto sulla fisiologia umana.

La ricerca sul giglio di David ha rilevato una serie di proteine simili all'integrina, proteine simili all'alfa-actina, F-actina e G-actina. Beta-sitosterolo, emodina e stigmasterolo sono comuni nella pianta. Di maggiore interesse per l'integrazione degli androgeni è la ricerca che mostra la presenza di testosterone nella pianta. Alcune parti della pianta contengono anche estrogeni, quindi la pianta deve essere raccolta in un momento specifico per massimizzare il livello di testosterone.

Informazioni sul giglio di David: il giglio di David è ampiamente coltivato in Cina per i suoi bulbi commestibili. Da millenni è una pianta alimentare fondamentale.

I nativi americani, i greci e i romani, gli europei e i cinesi hanno mangiato regolarmente diverse specie di gigli. Thoreau, nel suo diario, commentò nel luglio del 1857 di aver "scavato un po'" e di aver trovato una massa di bulbi piuttosto profondi nella terra, del diametro di cinque centimetri, dall'aspetto e dal sapore simile a quello del mais verde crudo sulla spiga".

La famiglia dei gigli è numerosa e comprende 294 generi e circa 4.500 specie di erbe. L'aglio e la cipolla, specie *Alium*, sono membri della famiglia dei gigli e, come la maggior parte dei gigli, possiedono bulbi commestibili, quelli che noi chiamiamo cipolle e spicchi d'aglio. Come le cipolle e l'aglio, i bulbi dei gigli sono pungenti e raramente vengono consumati freschi. Vengono quasi sempre cotti, di solito al forno o bolliti. Come per le cipolle e l'aglio, questa operazione attenua la natura pungente delle piante e, per molti tipi di gigli commestibili, li rende un alimento delizioso.

Uso ayurvedico: Sconosciuto, per quanto ne so.

Medicina tradizionale cinese: I cinesi utilizzano più spesso il bulbo come alimento nutritivo e medicinale rispetto ai fiori. Di solito la radice viene cotta al forno o bollita, talvolta farcita con una miscela di carne di maiale, cipolle e aglio.

Nella pratica tradizionale cinese il bulbo è stato usato per la tosse e il mal di gola, per liberare i polmoni, per la febbre di basso grado, l'insonnia, l'irrequietezza, l'irritabilità e per calmare lo spirito. In tutta l'Asia, il fiore è stato utilizzato come rilassante per i nervi e come tonico generale e rinforzante.

Pratica botanica occidentale: Il giglio di David è sconosciuto nella pratica storica occidentale. Tuttavia, altre specie di giglio hanno un'ampia presenza storica nella pratica botanica occidentale e sono state utilizzate esternamente per lividi, bolle, calli, ustioni, ulcere, infiammazioni e per ammorbidire la pelle dura. Internamente sono state utilizzate come anodine (leniscono il dolore), antiepilettiche e nervine rilassanti. Le specie di giglio sono utilizzate come diuretici (favoriscono il flusso di urina), per l'idropisia (cioè l'accumulo di acqua nelle estremità inferiori a causa del cattivo funzionamento del cuore) e per rafforzare il cuore.

Ricerca scientifica: Analisi moderne hanno rilevato livelli significativi di testosterone nell'antera (parte che produce il polline) e nel polline del giglio di David, rendendolo una delle poche piante di cui si sa, al momento, che possiedono il testosterone come componente.

Il testosterone nella pianta è presente in quantità sostanziali solo in un momento. Quando le antere producono polline e poco prima del rilascio del polline. I livelli di testosterone aumentano man mano che le antere producono polline e raggiungono il massimo all'antesi (quando il fiore è in piena fioritura e il polline sta per essere rilasciato per la germinazione). Dopo lo spargimento del polline, i livelli di testosterone diminuiscono rapidamente. Dopo l'impollinazione, con il calo dei livelli di testosterone, i livelli di estrogeni nella pianta aumentano notevolmente. La pianta è molto sensibile al tempo in questo senso.

Non sono state condotte ricerche cliniche su questa specie di giglio. Ho usato una tintura della pianta fiorita e l'ho trovata utile, ma con effetti non così forti come quelli del polline di pino.

Disponibilità: Woodland Essence, un'azienda di medicina naturale, sta lavorando alla coltivazione del giglio di David; non sono sicuro che ne produca quantità sufficienti per la produzione. La pianta è stata inserita in questo libro soprattutto per cercare di stimolare una maggiore produzione di fitoandrogeni da parte dei coltivatori americani di erbe.

Dosaggio consigliato: I fiori al culmine della produzione di polline devono essere tinti in alcol. Tintura: ¼ di cucchiaino tre volte al giorno.

Effetti collaterali e controindicazioni: Iniziare con dosi estremamente basse e aumentare. È noto che alcune persone presentano una sensibilità estrema e/o effetti collaterali al polline di giglio. Provate prima una piccola quantità per assicurarvi di non essere sensibili. Se

avete una storia di allergie al polline o di reazioni gravi alle punture delle api, dovete procedere con cautela per assicurarvi che le vostre reazioni non si estendano al polline di giglio.

Il giglio di David non deve essere usato per aumentare il testosterone negli uomini adolescenti, poiché può interferire con la normale produzione di testosterone da parte dell'organismo. Non è indicato per chi soffre di condizioni di eccesso androgenico.

Interazioni erbe/farmaci: Nessuna conosciuta.

Ginseng (Panax ginseng)

Famiglia: Araliaceae

Nomi comuni: Ginseng, panax, ginseng asiatico, ginseng cinese, ginseng coreano, rosso coreano, renshen (Cina).

Parti utilizzate: Sia la radice che, talvolta, la pianta fuori terra. La pianta fuori terra, pur essendo più debole nei suoi effetti, possiede molte delle stesse azioni della radice. L'uso della pianta piuttosto che della radice è più sostenibile dal punto di vista ecologico. Il ginseng è una pianta perenne.

Habitat: Il ginseng asiatico è originario di Cina, Corea e Russia, dove cresce in regioni molto simili alle catene montuose degli Appalachi e dell'Ozark degli Stati Uniti. La maggior parte della pianta viene coltivata sui pendii montuosi delle catene montuose nord-orientali della Cina e nelle regioni adiacenti della Corea e della Russia. A causa dell'uso medicinale che ne è stato fatto in Cina per migliaia di anni, la pianta selvatica è eccezionalmente rara e la maggior parte del ginseng asiatico è ora allevato. Più vecchie sono le radici, più forte e potente è la loro chimica.

Raccolta: In genere, le radici di ginseng non vengono raccolte almeno fino al quinto anno, poiché la ricerca ha dimostrato che il contenuto di ginsenoidi (forse il più importante costituente attivo) delle radici diventa elevato in quel periodo. Inoltre, la radice raddoppia il suo peso entro il sesto anno, rendendo più redditizio il raccolto in questo periodo.

Azioni: Adattogeno, corticosteroidogenico, gonadotrofico, antifatica, cardiotonico, ipoglicemizzante, tonico ipotalamico, stimolante ipofisario, stimolante cognitivo, attivatore del sistema nervoso centrale (timolettico), tonico e ricostituente, antitumorale, immunostimolante, stomachico. Si usa in caso di debolezza, perdita di vitalità, anemia, dimenticanza e impotenza.

Chimica: I componenti del ginseng comprendono ventotto diversi ginsenosidi, oltre a poliacetileni, alcaloidi, polisaccaridi, oli essenziali, acidi grassi, steroidi, aminoacidi, peptidi, nucleotidi, vitamine, colina, amido, pectine e cellulosa.

Informazioni sul ginseng: la specie asiatica viene utilizzata da millenni in Cina; la specie americana dalle popolazioni indigene da altrettanto tempo. È probabilmente l'unica erba di cui quasi tutti negli Stati Uniti hanno sentito parlare. Spesso viene utilizzata in modo eccessivo, a prezzi eccessivi e in modo eccessivo, ma quando viene utilizzata nelle giuste condizioni, i risultati sono eccezionali.

Uso ayurvedico: Una specie affine, *P. fruticosum,* è stata utilizzata nella pratica ayurvedica, ma non di frequente.

Medicina tradizionale cinese: I medici cinesi utilizzano il ginseng da almeno duemila anni, con le prime menzioni nei testi medici del primo secolo. I cinesi lavorano il ginseng asiatico in almeno quindici modi diversi, i due più comuni sono il ginseng "bianco" e quello "rosso". Il ginseng "bianco" è la radice intera, accuratamente essiccata. Il ginseng "rosso" viene lavorato cuocendo le radici a vapore per tre ore, facendole essiccare a fuoco lento e comprimendole in mattoni di peso specifico. Il ginseng rosso è duro, fragile, quasi simile al vetro, con un aspetto rosso e traslucido. Quando lo si polverizza per usarlo come tintura o per incapsularlo, sembra quasi un vetro rotto nel frullatore. Pur possedendo attività medicinali simili, esistono leggere differenze tra le due forme di ginseng asiatico. Il rosso, ad esempio, mostra una maggiore attività antiossidante. Esistono differenze significative tra il ginseng americano *(P. quinquefolius)* e quello asiatico *(P. ginseng).* I cinesi considerano il ginseng americano più *yin* (femminile, fresco, morbido, cedevole) e il ginseng asiatico più *yang* (maschile, caldo, duro, aggressivo). (Il ginseng Tienchi, invece, è considerato neutro, equamente bilanciato tra yin e yang). La ricerca scientifica lo ha dimostrato in vari modi, il più importante dei quali è che il ginseng americano contiene l'ormone femminile estradiolo, un estrogeno, mentre il ginseng asiatico non lo contiene.

Pratica botanica occidentale: Conosciuto ma non generalmente utilizzato nella pratica americana delle origini. A quel tempo, l'enfasi era posta sul ginseng americano, *P. quinquefolia*. In Germania, il ginseng asiatico fa ormai parte della medicina standard ed è ampiamente conosciuto in tutti i paesi occidentali. Spesso viene utilizzato per promuovere la salute e la vitalità maschile. Troppo spesso, però, viene usato impropriamente come stimolante; stimola la produzione surrenale attraverso l'attivazione del ginsenoside corticosteroide.

Ricerca scientifica: Negli ultimi cinquant'anni sono stati condotti più di tremila studi scientifici sul ginseng asiatico. Solo il database online Medline elenca 2.530 studi. In Cina ce ne sono altre centinaia o migliaia che non sono ancora stati tradotti in inglese. Il tipo di ricerca effettuata è spesso diverso a seconda del Paese di origine. Steven Foster osserva in *Herbal Emissaries* che "i ricercatori cinesi, come nel caso delle piante medicinali in generale, si sono concentrati su *come* funziona il ginseng, mentre i ricercatori occidentali si concentrano sul *fatto che* funzioni...". In Asia, l'efficacia di un'erba è già stabilita in un contesto culturale. In Occidente si presuppone che gli usi tradizionali o popolari non abbiano una base scientifica razionale".

Tuttavia, sono state condotte molte ricerche importanti. Come prosegue Foster, si è scoperto che il ginseng asiatico possiede "effetti radioprotettivi, antitumorali, antivirali e metabolici; attività antiossidanti, effetti sul sistema nervoso e sulle prestazioni riproduttive; effetti sul metabolismo del colesterolo e dei lipidi; attività endocrinologica". È un adattogeno (aumenta la forza generale e la resistenza allo stress), un antifatica, stimola la corteccia surrenale (corticosteroidogenico), favorisce la rigenerazione della pelle e ha un'attività ipoglicemizzante. La scienza non è in dubbio, tranne che per gli irriducibili della farmaceutica e della medicina. Ciò che è più importante sono gli studi che ne supportano l'uso per bilanciare i turni degli androgeni, per aiutare a risolvere molti dei problemi comuni degli uomini nella mezza età, in particolare i problemi riproduttivi.

Studi clinici europei hanno dimostrato una consistente riduzione dei tempi di reazione agli stimoli visivi e uditivi, una maggiore vigilanza, un aumento della concentrazione, una maggiore chiarezza mentale, una migliore comprensione dei concetti astratti, una maggiore coordinazione visiva e motoria e una respirazione più forte dopo l'uso del ginseng asiatico. Le ricerche mostrano una chiara attività per i sistemi riproduttivi maschili. Alcuni esempi:

In uno studio condotto sull'uomo con una frazione saponinica (un componente) del ginseng asiatico, in cui i volontari hanno assunto 4 grammi al giorno per tre mesi, i ricercatori hanno riscontrato un aumento del testosterone plasmatico, del DHT, dell'FSH (ormone follicolo-stimolante), dell'LH (ormone luteinizzante), del numero di spermatozoi e della motilità spermatica. L'ormone luteinizzante stimola la sintesi e la secrezione di testosterone nel sangue. L'ormone follicolo-stimolante è fondamentale per la produzione di sperma. Supporta la funzione delle cellule del Sertoli dei testicoli e quindi stimola la maturazione e la salute degli spermatozoi. Ricercatori russi hanno scoperto in una serie di studi clinici che il ginseng è efficace per l'impotenza in popolazioni sia diabetiche che non diabetiche. Due studi clinici russi (rispettivamente su quarantaquattro e ventisette uomini) sull'uso del ginseng per l'impotenza hanno rilevato che la metà degli uomini è guarita completamente, mentre gli altri sono migliorati.

Gli studi in vivo (su animali vivi, in genere topi e ratti) hanno dimostrato costantemente un aumento dei livelli di testosterone dopo l'inclusione della radice di ginseng in polvere nella dieta, mescolata al cibo. Sia gli studi in vivo che quelli in vitro (in laboratorio) dimostrano che il ginseng e i ginsenosidi presenti nel ginseng asiatico stimolano il rilascio dell'ormone luteinizzante con la stessa intensità dell'ormone luteinizzante (chiamato ormone di rilascio delle gonadotropine, GnRH) prodotto dall'organismo. Questo rilascio di LH stimola l'organismo maschile ad aumentare i livelli di testosterone. Numerosi studi in vivo hanno dimostrato che l'erba stimola il comportamento sessuale, aumenta il numero e la motilità degli spermatozoi e incrementa la sintesi proteica nei testicoli. L'azione sembra derivare principalmente da un'azione gonadotrofica, cioè imita o stimola il rilascio di gonadotropina (un ormone specifico del sesso) dalla ghiandola pituitaria. In generale, il ginseng è considerato una sostanza che stimola i testicoli a produrre più testosterone e sperma, piuttosto che una sostanza che aggiunge testosterone all'organismo.

Il ginseng è anche corticosteroidogenico, cioè stimola il rilascio di cortisolo e adrenalina dalle ghiandole surrenali. Una quantità eccessiva di questa erba può essere, appunto, eccessiva. Per questo motivo si verificano alcuni degli effetti collaterali dovuti all'uso eccessivo e al sovradosaggio. (Vedere Effetti collaterali in questa sezione).

Dosaggio consigliato: Il ginseng asiatico può essere assunto in compresse da 1 a 9 grammi al giorno o come tintura. La tintura si prepara in una miscela 1:5 in alcol al 70%. Il normale dosaggio americano è il seguente: Kirin (rosso scuro): Da 5 a 20 gocce al giorno. Bianco: da 20 a 40 gocce al giorno. Gli asiatici la consumano spesso in dosi molto più elevate.

Nota: per la sostituzione degli androgeni, si deve usare il ginseng asiatico e *non quello* americano. In genere preferisco combinare il ginseng asiatico con il ginseng Tienchi (vedi elenco successivo) quando lo utilizzo per azioni antifatica. In questi casi, uso una combinazione di tinture di Tienchi (tintura 1:5, 70% di alcol) e di ginseng asiatico, metà e metà, ⅓ di cucchiaino al giorno in acqua.

Disponibilità: Il ginseng asiatico in molte forme è ampiamente disponibile nei negozi di alimenti naturali e su Internet.

Effetti collaterali e controindicazioni: Il ginseng può essere piuttosto stimolante e all'inizio dovrebbe essere usato in piccole dosi, aumentando il dosaggio una volta che ci si è abituati. A volte può causare ipertensione, soprattutto con dosi elevate e prolungate, ed è controindicato per chi ha la pressione sanguigna estremamente elevata. Può essere usato con cautela nell'ipertensione lieve e con attenzione nell'ipertensione moderata. Un uso eccessivo e prolungato può causare insonnia, talvolta palpitazioni, tensione muscolare e cefalea. Se assunto prima di coricarsi, può causare difficoltà a dormire.

Poiché il ginseng influisce sui livelli di androgeni e testosterone, non deve essere utilizzato dagli uomini in età adolescenziale. Non va usato in condizioni di eccesso androgenico e non va usato in gravidanza.

Interazioni tra erbe e farmaci: Il ginseng deve essere evitato dalle persone che assumono warfarin (Coumadin), fenelzina (Nardil), digossina (Lanoxin) o aloperidolo (Haldol). Deve essere evitato anche da chi assume farmaci ipoglicemizzanti, anticoagulanti o stimolanti surrenalici. Occorre prestare cautela nell'uso con gli inibitori delle MAO. Il ginseng può bloccare l'azione antidolorifica della morfina.

Ginseng Tienchi (Panax notoginseng,

P. pseudoginseng var. notoginseng)

Famiglia: Araliaceae

Nomi comuni: Tienchi ginseng, san qi, tan qi

Habitat: Questo tipo di ginseng è originario dell'India settentrionale, del Nepal, della Cina meridionale, del Vietnam, della Thailandia e del Giappone. Ama i boschi, come il ginseng americano e quello asiatico. Il suo aspetto è infatti molto simile a quello del ginseng asiatico.

Coltivazione: Da seme.

Raccolta: In autunno, dopo la semina.

Azioni: Adattogeno, gonadotropo, immunostimolante, tonico del sangue, antiaritmico, antinfiammatorio, antiemorragico, cardioprotettivo, ipocolesterolemizzante. Migliora la motilità degli spermatozoi, stimola la produzione e il rilascio di ossido nitrico e ossido nitrico sintasi. Quest'ultima azione aiuta a dilatare le arterie coronarie per favorire la circolazione sanguigna e prevenire i coaguli. Ciò lo rende anche un utile coadiuvante dell'erezione, poiché l'erezione dipende in larga misura dalla produzione di ossido nitrico.

Chimica: Contiene quattordici ginsenosidi oltre a flavonoidi, B-sitosterolo, daucosterolo, numerosi alcaloidi, glicosidi flavonolici, varie saponine, glicani, frazione polisaccaridica DPG-3-2, peptidi, (20)-protopanaxatriolo, (20)-protopanaxadiolo, panaxynal, quercitina, numerosi polisaccaridi, otto arasapogenine e diverse vitamine e minerali, tra cui A, B_6 e zinco. Le arasapogenine sono considerate strutturalmente simili ai ginsenosidi e sono talvolta indicate come notoginsenosidi. I notoginsenosidi sono unici del ginseng tienchi e le loro azioni non sono ancora state esplorate a fondo.

Informazioni sul ginseng tienchi: sebbene il tienchi e il ginseng asiatico abbiano molti ginsenosidi in comune, il ginseng ne ha di più, circa ventotto contro i quattordici del tienchi.

Anche il tienchi ha i suoi composti unici, i notoginsenosidi. Quindi, sebbene vi sia una certa sovrapposizione di funzioni, ogni pianta ha un profilo chimico unico che produce azioni uniche nell'organismo. Mi piace il tienchi per gli uomini per il suo impatto sulla circolazione sanguigna, sul cuore, sulla produzione di ossido nitrico, sulla produzione e motilità dello sperma e sulla funzione erettile.

Nell'uso tradizionale cinese, il ginseng tienchi è noto soprattutto per le sue azioni sul sistema cardiovascolare. Tuttavia, i suoi ginsenosidi e i notoginsenosidi, unici del ginseng tienchi, hanno un impatto steroideo sulla fisiologia maschile. Molti di essi sono considerati gonadotrofi, cioè stimolano i testicoli a produrre più testosterone e sperma. La motilità degli spermatozoi è migliorata e l'organismo produce più ossido nitrico e ossido nitrico sintasi, un enzima che agisce nell'organismo per produrre ossido nitrico. L'ossido nitrico è coinvolto in molti processi fisiologici, tra cui il controllo della pressione sanguigna, la neurotrasmissione, l'apprendimento e la memoria. In alte concentrazioni agisce come citotossina difensiva, parte della risposta immunitaria alle malattie. L'ossido nitrico è particolarmente importante per l'erezione maschile, in quanto stimola l'espansione dei vasi sanguigni e il flusso di sangue nel cuore e nel pene.

Uno dei motivi per cui l'erba funziona così bene per prevenire e correggere le patologie cardiache è che stimola la proliferazione delle cellule progenitrici endoteliali nel sangue. Una forma di cellule staminali, le cellule progenitrici endoteliali si formano nel midollo osseo. Una delle loro funzioni principali è quella di riparare i danni al rivestimento dei vasi sanguigni. Più alto è il numero di queste cellule nel sangue, minore è l'incidenza della malattia. Il numero di cellule progenitrici endoteliali tende a essere basso nelle persone con malattie multivasali, diabete, storia di infarto e aterosclerosi. La stimolazione di queste cellule da parte del ginseng Tienchi è significativa.

Il ginseng Tienchi può essere acquistato come radice secca intera, radice secca a fette o radice preparata. La radice preparata è generalmente piccola, nera e di dimensioni marmoree, con le stesse proprietà vitree del ginseng rosso kirin. In genere uso la radice preparata per migliorare la salute, la vitalità e la riproduzione maschile. Le radici intere e affettate sono talvolta utilizzate in Cina come alimento, generalmente cotte al vapore. A volte la radice cotta al vapore viene anche essiccata e incapsulata. Nella pratica cinese, la radice cotta al vapore è considerata più un tonico del sistema, mentre la radice non cotta è considerata migliore per il trattamento del sangue.

Uso ayurvedico: Una specie affine, *P. fruticosum,* è stata utilizzata nella pratica ayurvedica, ma è poco diffusa.

Medicina tradizionale cinese: Il ginseng tienchi, relativamente nuovo nella pratica cinese, è in uso solo da cinquecento anni. Il suo uso principale è per il sangue, il cuore e il sistema circolatorio. L'erba è usata principalmente per la stasi sanguigna e le condizioni di sangue improprio. È specifica per le emorragie gravi e gli shock traumatici.

Pratica botanica occidentale: Sconosciuta fino alla recente introduzione dalla Cina e dal Giappone, sta cominciando ad affermarsi nella pratica occidentale.

Ricerca scientifica: Rispetto al ginseng asiatico, il tienchi è relativamente nuovo agli studi scientifici. Esistono solo quattro o cinquecento studi, di cui circa 240 nel database online Medline. Tuttavia, l'esame della pianta ha rilevato gli stessi ginsenosidi (anche se in numero minore) presenti nel ginseng asiatico.

In centinaia di studi, i ricercatori hanno costantemente riscontrato che i ginsenosidi hanno effetti farmacologici attivi nei sistemi cardiovascolare, endocrino e nervoso centrale. È stato riscontrato che i ginsenosidi hanno effetti anticancerogeni attraverso una serie di meccanismi diversi, sia attraverso effetti citotossici diretti sia attraverso l'induzione della differenziazione e l'inibizione delle metastasi. I ginsenosidi e i notoginsenosidi hanno anche una serie di azioni specifiche nel sistema nervoso centrale e nel cervello. Il ginsenoside Rg1, ad esempio, modula la neurotrasmissione e previene i deficit di memoria indotti dalla chimica aumentando l'attività colinergica. Questo stesso composto ha anche effetti immunomodulanti, aumentando le risposte immunitarie umorali e cellulo-mediate.

Numerosi studi in vivo condotti in Cina hanno dimostrato che il tienchi ha profondi effetti positivi sul sistema cardiovascolare, soprattutto nel trattamento dell'infarto del miocardio, dell'angina e del restringimento dei vasi sanguigni. Ulteriori test hanno rilevato che riduce il tempo di coagulazione del sangue ed è un forte antinfiammatorio.

Studi clinici su pazienti affetti da malattia coronarica hanno riscontrato miglioramenti significativi con l'uso dell'erba, l'angina è diminuita in frequenza e intensità. Anche altri studi clinici sul trattamento dell'emottisi (sangue dai polmoni) si sono rivelati efficaci, con un'emorragia interna completamente arrestata. Sia l'ematuria (coaguli di sangue causati da un trauma cranico) che l'emorragia intraoculare hanno risposto all'erba negli studi clinici. L'erba è particolarmente indicata in caso di coaguli di sangue dovuti a lesioni traumatiche.

L'uso di questa erba come integratore androgeno ha suscitato qualche perplessità a causa della presenza del ginsenoside Rg1, un fitoestrogeno estremamente potente. Sebbene questo composto *sia* presente nella pianta, l'intera pianta stessa, quando viene utilizzata come integratore, non produce risultati estrogenici perché sono coinvolti molti altri composti, non solo questo componente isolato. Quando l'erba viene assunta intera, si verifica un effetto sinergico.

L'uso clinico è stato costante. L'erba migliora i livelli di energia, aumenta la chiarezza mentale, aiuta la libido, l'erezione, la motilità spermatica e la vitalità.

Dosaggio consigliato: Tintura 1:5, 30 gocce (1,5 ml o ⅜ di cucchiaino) tre volte al giorno. In condizioni di grave esaurimento, la dose può essere aumentata fino al doppio, ma occorre monitorare gli effetti collaterali. **Nota:** per la salute maschile, come agente antifatica e per il potenziamento del testosterone, preferisco combinare il tienchi e il ginseng asiatico. In genere uso una combinazione di tinture di tienchi (tintura 1:5, 70% di alcol) e di ginseng asiatico, metà e metà, assumendone ⅓ di cucchiaino al giorno in acqua.

Effetti collaterali e controindicazioni: Il ginseng Tienchi può produrre reazioni allergiche in una piccola percentuale di utilizzatori. In genere queste si manifestano con una sorta di eruzione cutanea - orticaria, papule rosse, prurito cutaneo, pelle arrossata. Molto raramente possono verificarsi lievi anafilassi, dolore o gonfiore addominale e diarrea. Queste reazioni sono poco comuni, con solo circa diciannove casi riportati in letteratura su milioni di consumatori.

Dosi elevate di ginseng tienchi possono causare nervosismo, insonnia, ansia, dolore al seno, mal di testa, pressione alta, insonnia e irrequietezza. La pianta è un'erba corticosteroidogenica, cioè stimola la produzione di steroidi catabolici come l'adrenalina e il cortisolo da parte delle ghiandole surrenali.

L'erba deve essere sospesa almeno sette giorni prima dell'intervento chirurgico perché il ginseng può abbassare il livello di glucosio nel sangue e agire come fluidificante del sangue. Non deve essere usata durante la gravidanza perché alcuni dei suoi componenti possono passare dal latte materno ai bambini che allattano. (Non deve essere usato dagli uomini adolescenti perché può interferire con la normale produzione di testosterone dell'organismo. Non deve essere utilizzata da persone con condizioni di eccesso androgenico.

Interazioni erbe/farmaci: Non utilizzare con agenti fluidificanti del sangue, warfarin (può diminuire l'efficacia). Può e probabilmente aumenterà gli effetti degli stimolanti simili alle anfetamine, compresa la caffeina. Non usare con l'aloperidolo, un antipsicotico, perché potrebbe esagerare i suoi effetti. Tienchi può bloccare gli effetti della morfina e il suo uso con inibitori delle MAO come la fenelzina può causare sintomi come mal di testa, episodi maniacali e tremori.

Eleuthero, noto anche come Ginseng siberiano (Eleutherococcus senticosus, Acanthopanax senticosus)

Famiglia: Araliaceae

Nomi comuni: Ginseng siberiano, eleuterò, ci-wu-jia (Cina), arbusto del diavolo, touch-me-not (Russia).

Parti utilizzate: La corteccia (strato esterno) della radice, la radice intera e la corteccia.

Coltivazione: Da semi.

Raccolta e habitat: Il ginseng siberiano, un arbusto persistente e aggressivo alto da 3 a 15 piedi, cresce in alcune zone della Cina, della Russia, della Corea e anche un po' nelle isole settentrionali del Giappone. È ricoperto di aculei e ha una presenza aggressiva e intimidatoria che ha dato origine ad alcuni dei suoi nomi comuni in Russia: touch-me-not e devil's shrub.

A causa della sua popolarità come medicinale, è in fase di forte piantumazione negli Stati Uniti e ha iniziato a sfuggire alla cattività. Presto sarà, come alcune importanti piante medicinali, tra cui il nodo giapponese, un'erbaccia naturalizzata e aggressiva, con qualità sconosciute a coloro che irrita.

La corteccia viene generalmente raccolta alla fine dell'estate o in autunno; le radici quando la pianta va in quiescenza alla fine dell'autunno. In Cina si usa solo la corteccia, o strato esterno, della radice, mentre in Russia si usa la radice intera. Negli Stati Uniti tendiamo a seguire l'esempio russo e a utilizzare la radice intera. Quando viene acquistata, la radice di solito è stata tagliata e setacciata o polverizzata secondo gli standard industriali. L'adulterazione delle importazioni cinesi è un problema. L'eleuthero coltivato in Nord America è generalmente più affidabile.

Azioni: Androgeno leggero, adattogeno, antistress, tonico immunitario (o stimolante a seconda della preparazione), immunopotenziatore (aumenta l'immunità non specifica), immunoadiuvante, tonico surrenale, aumenta la resistenza non specifica contro diversi agenti patogeni, cardiotonico, antireumatico, aumenta il flusso sanguigno cerebrale, dilata i vasi sanguigni ed è un inibitore MAO. È particolarmente indicato per le persone con pelle pallida e malsana, spossatezza e depressione.

Chimica: Tredici diversi eleuterosidi, sei diversi senticosidi, polisaccaridi pes-A e pes-B, alfa-maltosio, beta-carotene, beta-maltosio, beta-sitosterolo, acido betulinico, acido caffeico, acido caffeico etil-estere, aldeide conifera, rame, cumarina-x, d-galattosio, d-glucosio, caucosterina, eleuterani, eleuterococco, eo, glicani, isofraxidina, acido oleanolico, pectico, resina, saponine, sesamina, alcool sinapilico, saccarosio, siringaresinolo-diglicoside, siringina e vitamina E.

Informazioni sull'eleuterococco: Sebbene sia stato utilizzato in Cina per diverse migliaia di anni, l'eleuterococco (o ginseng siberiano, come molti preferiscono chiamarlo) era usato principalmente dai cinesi per gli spasmi. È stato portato alla ribalta come tonico immunitario e adattogeno grazie a un'intensa ricerca russa nella seconda metà del XX secolo (e ora è tornato in Cina come erba adattogena).

Uso ayurvedico: Sconosciuto.

Medicina tradizionale cinese: L'eleuterococco è utilizzato nella medicina cinese da oltre 2.000 anni. È considerato un toccasana per l'energia vitale, per il rafforzamento della milza e dei reni, per la carenza di yang nella milza e nei reni e per la stabilizzazione dell'energia.

Pratica botanica occidentale: Sconosciuta fino a quando la ricerca russa l'ha portata alla ribalta alla fine del XX secolo. Ora è un punto fermo della farmacopea erboristica occidentale.

Ricerca scientifica: L'eleuterococco contiene due sostanze androgene note: l'eleuteroside-B-1 e l'eleuteroside-E. I lavori preliminari sugli effetti dell'erba sulla salute riproduttiva maschile hanno dimostrato che aumenta il peso della prostata e delle vescicole seminali nei ratti castrati (118% e 70%, rispettivamente) e che previene anche l'atrofia della prostata e delle vescicole seminali se somministrata ai ratti prima della castrazione. In sostanza, l'eleuterococco è in grado di mantenere i livelli di androgeni maschili abbastanza alti da far sì che, anche quando la fonte primaria di testosterone viene persa con la castrazione, il resto degli organi sessuali rimanga normale.

Numerosi studi clinici hanno dimostrato una significativa attività di rafforzamento immunitario, compreso un aumento significativo delle cellule immunocompetenti, in particolare dei linfociti T (cellule helper/induttrici, citotossiche e natural killer). I test condotti sull'erba hanno ripetutamente dimostrato che aumenta la capacità degli esseri umani di resistere alle condizioni avverse, aumenta la prontezza mentale e migliora le prestazioni. Le persone che assumono l'erba riportano costantemente un minor numero di malattie rispetto a coloro che non la assumono. Parte del suo potere è la capacità di agire come tonico stimolante sulle ghiandole surrenali. Normalizza l'attività surrenale e sposta l'azione surrenale da una dinamica cortisolo/catabolica a un orientamento DHEA/anabolico. In pratica, riduce lo stress e normalizza il funzionamento fisiologico dell'organismo.

In uno studio clinico russo, a 2.100 adulti sani è stata somministrata l'erba e si è riscontrato che riuscivano a gestire meglio le condizioni di stress. Hanno dimostrato una maggiore capacità di svolgere lavori fisici, di resistere alla cinetosi e di lavorare con velocità e precisione nonostante l'ambiente rumoroso. La loro capacità di correggere accuratamente i documenti è aumentata e si sono adattati più facilmente a diversi stress fisici, tra cui l'alta quota, il calore e gli ambienti a bassa ossigenazione.

Un altro studio russo su 13.000 lavoratori del settore automobilistico ha rilevato che coloro che hanno assunto l'erba hanno sviluppato il 40% in meno di infezioni respiratorie rispetto alla norma per il loro gruppo.

Altri studi hanno rilevato che l'erba aumenta la prontezza mentale, migliora la concentrazione e potenzia la trasmissione degli impulsi nervosi nel cervello.

L'Eleutherococcus senticosus e una specie affine, l'*E. chiisanensis, sono* risultati fortemente antiepatotossici ed epatoprotettivi in vivo contro l'epatotossicità indotta dalla CCL4. (In altre parole, proteggono fortemente il fegato dai danni provocati da tossine e sostanze chimiche). Inoltre, l'eleuterococco è risultato essere un epatoregeneratore, stimolando in modo significativo la rigenerazione del fegato in animali a cui è stata asportata chirurgicamente una parte del fegato.

Essendo un inibitore delle MAO, l'erba è utile anche per la depressione, una condizione che spesso si accompagna a un sistema immunitario fortemente impoverito e a una malattia epatica cronica.

Questi effetti complessivi rendono l'eleuterococco un'ottima erba per gli uomini che soffrono di calo della libido, perdita di energia o problemi con i livelli di androgeni nella mezza età.

Dosaggio consigliato: La maggior parte degli studi russi è stata condotta utilizzando una tintura 1:1 con il 30-33% di alcol. I russi hanno generalmente dosato da 2 a 16 ml una o tre volte al giorno per sessanta giorni, con un periodo di riposo di due o tre settimane. I pazienti malati ne ricevevano meno, da 0,5 a 6 ml da una a tre volte al giorno per tre giorni, intervallati da un periodo di riposo di due o tre settimane. A questi dosaggi, i ricercatori russi hanno visto risposte entro pochi giorni o addirittura ore dalla somministrazione. Alcune delle aziende americane che utilizzano l'approccio russo per la tintura amano anche standardizzare le loro formule per il contenuto specifico di eleuteroside. Le tinture che, come le formulazioni russe, sono 1:1 o 1:2 sono di colore nero (a differenza delle formulazioni 1:5, che sono dorate). Ricordatevi di cercare una tintura nera per assicurarvi che si tratti di una formulazione 1:1 o 1:2.

Suggerisco il prodotto di Herb Pharm, che è l'unica azienda che conosco che supera effettivamente le specifiche russe. La loro formula è una tintura 2:1 (due parti di erba per una parte di liquido) piuttosto che una tintura 1:1. Per i primi trenta-sessanta giorni: 1 cucchiaino di tintura tre volte al giorno, l'ultima dose entro le 16. Questa quantità può essere aumentata se necessario. Sospendere l'erba per due settimane. Ripetere il trattamento se necessario. Se i sintomi diminuiscono dopo l'uso della formulazione russa e la funzione immunitaria sembra migliorare, il tipo di formulazione utilizzata può passare a una forma incapsulata o a una tintura alcolica/acqua 1:5 (una parte di erba per cinque parti di liquido). Entrambe queste formulazioni sono più deboli dell'approccio russo.

Come forma incapsulata, suggerisco una capsula da 450 mg di una formulazione standardizzata allo 0,8% di eleuterosidi B&E, in particolare le capsule Nature's Way, che contengono 250 mg di estratto standardizzato e 200 mg di erba intera. Assumere due capsule quattro volte al giorno per gli otto-dodici mesi di trattamento.

Preparazioni alternative: Sebbene io preferisca la formulazione russa per il potenziamento degli androgeni e per il trattamento di gravi malattie croniche come la borreliosi di Lyme e l'affaticamento cronico, in genere uso e preferisco una tintura più debole per le persone con debolezza e affaticamento generale, come fanno molti erboristi americani. Le persone affette da queste patologie dovrebbero assumere un contagocce pieno (30 gocce) di una tintura alcolica 1:5, al 60%, da una a tre volte al giorno, fino a un anno. Secondo la mia esperienza, questo dosaggio e questo schema d'uso sono meno stimolanti per il sistema e gli effetti a lungo termine sono migliori. L'organismo utilizza gradualmente l'erba per ricostituirsi nel tempo, agendo più come tonico e ringiovanente a lungo termine che come stimolante attivo. Con questo tipo di tintura, non è necessario interrompere ogni uno o due mesi, né ho riscontrato gli effetti collaterali che possono verificarsi con la formulazione russa più forte.

I cinesi, molto meno inclini alla tintura, usano da 4,5 a 27 g, spesso come decotto o polvere.

Tinture, compresse e capsule sono ampiamente disponibili nei negozi di alimenti naturali e su Internet.

Per aumentare i livelli di androgeni: Se i livelli di libido e di energia sono bassi, la formulazione russa sarà la forma più efficace dell'erba da assumere. Il prodotto Herb Pharm è il migliore in questo senso.

Effetti collaterali e controindicazioni: L'Eleuthero è, in generale, completamente atossico e i russi hanno riferito di averne assunto dosi eccezionalmente elevate fino a vent'anni senza reazioni avverse. La formula 1:5 a bassa gradazione raramente mostra effetti collaterali; la maggior parte degli effetti collaterali si riferisce alle formule 1:1 o 1:2 e anche per queste formulazioni la maggior parte delle persone non sperimenta effetti collaterali.

Controindicato in gravidanza. L'uso della formulazione russa più forte può provocare insonnia e iperattività, soprattutto se assunta in dosi elevate, con caffeina o nel tardo pomeriggio o alla sera. In un numero molto limitato di persone si è verificata una diarrea transitoria. In alcune persone può aumentare temporaneamente la pressione sanguigna. Questo fenomeno tende a ridursi alla normalità nel giro di qualche settimana. Occorre prestare attenzione alle persone con pressione arteriosa molto alta, soprattutto se associata ad altri farmaci ipertensivi come la liquirizia. In caso di uso eccessivo: tensione e insonnia.

Interazioni erbe/farmaci: Le formule 1:1 o 1:2 non devono essere utilizzate da persone che assumono digossina o sedativi, in particolare barbiturici come il pentobarbital.

Radice di ortica (Urtica dioica)

Famiglia: Urticaceae

Parti utilizzate: Per aumentare i livelli di testosterone e per la salute della prostata, la radice; per la gotta, la pianta; per l'artrite, la pianta e il suo "pungiglione"; per la salute dei reni, i semi.

Raccolta e habitat: Le ortiche crescono in tutto il mondo; la radice può essere raccolta in qualsiasi momento, ma spesso viene raccolta in primavera, prima che le ortiche e le loro punture siano molto avanzate. La pianta viene solitamente raccolta all'inizio o alla fine della primavera, quasi sempre prima della semina. I semi vengono raccolti quando sono maturi.

Azioni: Tonico sessuale maschile, nutritivo, astringente, diuretico, antireumatico, antigotta, inibitore della globulina legante gli ormoni sessuali (SHBG), antiaromatoso.

Chimica: L'ortica contiene una serie di potenti componenti chimici. Sono unici per questa pianta, unici in queste quantità o unici in queste combinazioni. Si tratta di istamina, acido formico, acetilcolina, 5-idrossitriptamina, vari glucochinoni e l'inibitore dell'aromatasi (10E,12Z)-9-idrossi-10,12-ottadecadienoico. L'ortica è anche eccezionalmente ricca di molte vitamine e minerali, tra cui lo zinco, e contiene più proteine di qualsiasi altra pianta terrestre.

I componenti dell'ortica sono numerosi: 2-metilepten-(2)-on-(6), 5-idrossitriptamina, acido acetico, acetofenone, acetilcolina, alfa-tocoferolo, alluminio arsenico, acido ascorbico, beta-carotene, betaina, boro, bromo, acido butirrico, cadmio, acido caffeico, calcio, carboidrati, cellulosa, cloro, clorofilla, colina, cromo, cobalto, rame, grassi, acido ferulico, fluoro, folacina, acido formico, glicerolo, istamina, ferro, coproporfirina, piombo, lecitina, acido linoleico, acido linolenico, licopene, magnesio, manganese, mercurio, molibdeno, mucillagine, niacina, nichel, azoto, acido oleico, acido p-cumarico, acido palmitico, acido pantotenico, fosforo, potassio, proteine, protoporfirina, riboflavina, rubidio, scopoletico, selenio, serotonina, sfa, silicio, sitosterolo, sitosterolo-glucoside, sodio, zolfo, tiamina, stagno, violaxantina, epossido di xantofilla e zinco.

Informazioni sull'ortica e sulla radice di ortica: Originaria dell'Europa e degli Stati Uniti, l'ortica è stata ampiamente utilizzata in tutta la sua area d'origine come parte integrante delle cure erboristiche per millenni. Spesso una delle prime piante disponibili all'inizio della primavera, ha avuto un posto di primo piano nella pratica popolare come uno dei più affidabili tonici primaverili e piante curative conosciute.

Uso ayurvedico: Non è comune e non fa parte della pratica ayurvedica tradizionale perché è un'erba prevalentemente europea. È stata utilizzata in India solo dopo la sua introduzione dall'Europa. Sebbene sia usata raramente, le sue applicazioni sono simili a quelle della pratica popolare europea.

Medicina tradizionale cinese: Non fa parte della medicina tradizionale cinese.

Pratica botanica occidentale: È stata utilizzata fin dalla notte dei tempi.

Ricerca scientifica: La radice di ortica, di grande importanza per l'aumento dei livelli di testosterone, è risultata in grado di inibire il legame del diidrotestosterone (DHT) con la globulina legante gli ormoni sessuali (SHBG) negli studi sull'uomo, mantenendo così più alti i livelli corporei di androgeni. Un'inibizione generale del legame con la SHBG è stata riscontrata in altri studi sull'uomo e in numerosi studi in vitro con cellule umane. La radice di ortica possiede anche una forte azione antiaromatosa, interferendo così con la conversione del testosterone in estradiolo. Questo fenomeno è stato riscontrato nella placenta umana, negli studi sugli animali e in vitro. La radice di ortica è specificamente indicata se si soffre sia di IPB che di bassi livelli di testosterone.

La radice di ortica possiede una potente azione tonica per la prostata maschile. È stata utilizzata per trattare sia l'IPB che la prostatite in almeno trenta studi clinici. I partecipanti agli studi variavano da un minimo di 20 uomini a un massimo di 5.400. Negli uomini con IPB di stadio I-III, la radice di ortica ha ridotto in modo consistente la nicturia (minzione notturna), ha migliorato il flusso di urina, ha diminuito l'urina rimasta nella vescica dopo la minzione e ha ridotto le dimensioni della prostata. L'uso di questa radice ha anche portato a punteggi significativamente più bassi nel questionario International Prostate Symptom Score, che valuta il grado di impatto negativo sulla minzione dovuto all'infiammazione della prostata in sette aree e la qualità di vita complessiva. Alcuni degli studi erano in doppio cieco, controllati con placebo e condotti in crossover.

Alcuni esempi:

Dal 61 all'83% dei 5.492 uomini che hanno utilizzato 1200 mg di radice di ortica al giorno per tre o quattro mesi hanno trovato un significativo sollievo dai sintomi dell'IPB.

In ventisei uomini che hanno utilizzato 1200 mg di radice di ortica al giorno, il volume della prostata è diminuito nel 54% e il volume residuo dell'urina nel 75%.

Settantanove uomini che hanno utilizzato 600 mg di radice di ortica al giorno per sessantotto settimane (sedici mesi) hanno riscontrato un aumento significativo del flusso di urina e una riduzione significativa del tempo di minzione.

Venti pazienti che hanno utilizzato una combinazione di radice di ortica e saw palmetto in uno studio randomizzato, in doppio cieco, controllato con placebo, hanno riscontrato un miglioramento significativo della loro portata rispetto al placebo. I risultati dell'International Prostate Symptom Score sono scesi da 18,6 a 11,1 e, con l'uso continuato, sono ulteriormente diminuiti fino a 9,8. Lo studio ha rilevato che l'uso continuato delle erbe ha aumentato il restringimento della prostata nel tempo, migliorando la salute della prostata quanto più a lungo vengono utilizzate. Lo stesso studio ha confrontato 489 uomini con altri che utilizzavano la finasteride (Proscar) per un periodo di quarantotto settimane e ha rilevato che i risultati dell'International Prostate Symptom Score sono diminuiti in modo simile in entrambi i gruppi, ma che gli uomini che utilizzavano gli estratti di erbe avevano meno effetti collaterali.

In una serie di studi sono state effettuate biopsie con ago per scoprire esattamente cosa accadeva alla prostata negli uomini che assumevano la radice di ortica. I ricercatori hanno scoperto che la radice di ortica riduce l'attività delle cellule muscolari lisce della prostata, provoca un restringimento del tessuto epiteliale o ghiandolare e aumenta le secrezioni epiteliali.

È stato riscontrato che la radice di ortica è costantemente antinfiammatoria (sia per la prostata che per altri tessuti), inibisce la produzione di SHBG, inibisce il legame del DHT con la SHBG ed è antiaromatasica (inibisce la conversione del testosterone in estradiolo).

Dosaggio consigliato: Il dosaggio varia a seconda del tipo di preparato di ortica acquistato.

Il dosaggio delle capsule varia da 300 a 1200 mg al giorno di radice di ortica per tre o dodici mesi nella maggior parte degli studi clinici. Questa è generalmente la forma preferita per la salute riproduttiva maschile.

Il dosaggio della tintura va da 30 a 150 gocce (da 1 a 5 contagocce pieni, da ⅜ a 2 cucchiaini) al giorno di una tintura al 45% di alcol/acqua per un periodo che va da uno a dodici mesi.

Nell'acquisto di capsule e tinture, assicuratevi di acquistare preparati a base di radice di ortica e *non di* pianta, perché ognuna di esse viene utilizzata per trattare condizioni diverse.

Effetti collaterali e controindicazioni: Occasionalmente sono stati segnalati lievi effetti collaterali con la radice, di solito lievi disturbi gastrointestinali. Con la pianta sono stati riscontrati solo lievi effetti collaterali, tra cui affezioni cutanee come eruzioni cutanee e lievi gonfiori. Il Physicians Desk Reference for Herbal Medicines elenca una controindicazione per la pianta nei casi di persone con ritenzione di liquidi dovuta a una ridotta azione cardiaca o renale. Non sono segnalate controindicazioni per la radice.

Interazioni tra erbe e farmaci: Esiste una lieve possibilità che l'uso della radice di ortica possa diminuire gli effetti degli anticoagulanti.

Tribulus (Tribulus terrestris)

Famiglia: Zygophyllaceae

Nomi comuni: Tribulus, vite perforante, caltrop, testa di gatto, spina del diavolo, erba del diavolo, testa di capra, ji li (Cina), gokhru (India) e una varietà di nomi ed epiteti locali ingiuriosi, a seconda del luogo e del grado di danno a persone e proprietà.

Parti utilizzate: Di solito si usa il frutto essiccato, soprattutto per aumentare la fertilità, sebbene anche la pianta a foglia e la radice siano efficaci e talvolta utilizzate a scopo medicinale.

Raccolta e habitat: Il Tribulus è una pianta relativamente piccola, bassa, infestante, arbustiva, rampicante, quasi innocua e dall'aspetto sgradevole, ampiamente distribuita naturalmente in Asia in tutte le zone tropicali e subtropicali, comprese Africa e Australia. Si è anche felicemente naturalizzata in gran parte del mondo, soprattutto in California e in alcune zone dell'Ovest americano. La radice può essere raccolta in qualsiasi momento, la pianta quando è matura e il frutto quando è maturo.

Azioni: Tonico riproduttivo e urinario, antilitico (impedisce o riduce i calcoli renali), ipotensivo, diuretico, demulcente, afrodisiaco, stimolante della produzione di DHEA e tonico cardiaco per l'angina pectoris. Gli steli sono considerati un astringente affidabile.

Chimica: I frutti contengono una serie di alcaloidi e saponine, alcune delle quali di natura steroidea. Alcuni ricercatori ritengono che i composti che hanno battezzato saponine furostanolo siano i costituenti attivi. Il tempo ce lo dirà, poiché la pianta è ricca di composti attivi. Tra questi, il beta-sitosterolo, il campesterolo, il 25-D-spirosta-3,5-diene, l'acido aspartico, l'astragalina, il calcio, il clorogenico, la cracillina, il daucosterolo, la desossidiogenina, la diosgenina, la diosgina, la gitogenina, l'acido glutammico, l'harman, l'harmina, l'ecogenina, il kaempferolo, il kaempferolo-3-0-glucoside, kaempferol-3-0rutinoside, kaempferol-3-beta-d-glucoside, acido linoleico, neogitogenina, neoecogenina glucopiranoside, acido oleico, acido palmitico, protodioscina, quercetina, ruscogenina, rutina, saponoside-c, acido stearico, stigmasterolo, terrestroside, tribuloside, tribulosina e così via.

Informazioni sul Tribulus: Il tribulus è considerato un'erba nociva da molti occidentali, soprattutto da quelli che vivono in Australia. Gli asiatici sembrano più comprensivi, forse a causa del lungo uso di questa erba nella medicina tradizionale. Chiamata vite perforante per un motivo preciso, i semi spinosi sono feroci e quasi impossibili da rimuovere una volta conficcati. Possono perforare piedi, zampe di animali e pneumatici di biciclette con la stessa impunità.

Uso ayurvedico: nella pratica tradizionale ayurvedica e unani, il tribulus viene utilizzato da almeno tremila anni per il trattamento dei calcoli renali, per aumentare la produzione di urina e sperma e come afrodisiaco.

Medicina tradizionale cinese: Utilizzato da circa quattrocento anni nella medicina cinese, il tribulus è usato per mal di testa, vertigini, occhi rossi, gonfi e dolorosi, lacrimazione degli occhi, lesioni cutanee, prurito e orticaria, impotenza, spermatorrea e dolore ai lombi.

Pratica botanica occidentale: Gli occidentali, arrivati con circa tre millenni di ritardo rispetto ai praticanti indiani e con un approccio completamente diverso, trovano la pianta utile per: ridurre i calcoli renali, aumentare la produzione di urina, aumentare la produzione di sperma e la motilità degli spermatozoi, aumentare il desiderio e le prestazioni sessuali. Le azioni del tribulus sulle mucose del tratto urinario sono tonificanti, astringenti e antibatteriche, simili a quelle del buchu e dell'uva ursi, altri noti tonici del sistema urinario.

Ricerca scientifica: Alcuni studi hanno dimostrato che il tribulus aumenta i livelli sierici di ormone luteinizzante (LH), determinando un aumento dei livelli di testosterone. Altri studi hanno rilevato un aumento costante del desiderio sessuale negli uomini che assumono questa erba. Altri ancora hanno evidenziato un aumento significativo del DHEAS (una forma leggermente diversa di DHEA) nelle urine degli uomini che hanno assunto il tribulus per tre settimane. Nel complesso, il tribulus è un'erba utile per aumentare i livelli di testosterone e riequilibrare il rapporto androgeni/estrogeni. È specificamente indicato se si soffre di basso numero di spermatozoi e bassa motilità spermatica (o disfunzione erettile) e di bassi livelli sierici di testosterone. L'erba mostra un profondo impatto sulla salute riproduttiva maschile, in particolare sulla produzione e sulla motilità degli spermatozoi.

Studi clinici hanno rilevato che dal 50 all'80% delle persone che utilizzano preparazioni standardizzate di tribulus sperimentano un miglioramento significativo della produzione e della motilità degli spermatozoi. Uno studio ha rilevato che l'assunzione di 500 mg di tribulus tre volte al giorno per sessanta giorni ha aumentato in modo significativo la produzione di sperma negli uomini con diagnosi di oligozoospermia idiopatica (uomini che non presentano spermatozoi nel liquido seminale senza una causa riconoscibile). La libido, l'erezione, l'eiaculazione e l'orgasmo sono aumentati significativamente nell'80% degli uomini. Un altro studio, in doppio cieco e controllato con placebo, ha mostrato un aumento significativo della motilità degli spermatozoi con una corrispondente diminuzione degli spermatozoi immotili. Numerosi altri studi hanno mostrato risultati simili. È stato riscontrato che il tribulus aumenta la produzione di LH, ormone follicolo-stimolante (FSH) e, cosa interessante, di estradiolo nelle donne e di testosterone negli uomini, ma non viceversa. Ciò indica che si tratta di un adattogeno e tonico generale del sistema riproduttivo, piuttosto che specifico per il genere. L'ormone follicolo-stimolante è fondamentale per la produzione di sperma. Sostiene le cellule del Sertoli dei testicoli e stimola la produzione e la maturazione degli spermatozoi. Un elenco di studi rilevanti si trova nella sezione Tribulus della Bibliografia.

Dosaggio consigliato: Alcuni ricercatori e medici ritengono che l'erba debba essere standardizzata per il contenuto di saponine furostanolo, e alcune aziende lo fanno tra il 40 e il 45% di furostanoli. È disponibile con diversi nomi commerciali: Tribestan, Trilovin, Libilov e così via, e si trova facilmente su Internet e in molti negozi di alimenti naturali. Il dosaggio abituale per l'infertilità è compreso tra 250 e 500 mg tre volte al giorno per due o tre mesi (o secondo le indicazioni).

I frutti stessi possono anche essere utilizzati (come avviene tradizionalmente da millenni) come infuso o decotto dei frutti in polvere, da 1,5 a 3 g al giorno.

Effetti collaterali e controindicazioni: Le pecore e le capre non reagiscono bene all'erba. Occasionalmente la pianta può essere infettata da un fungo durante la conservazione. Questo può essere evitato se si raccoglie la pianta da soli o se si acquista una preparazione commerciale standardizzata. La pianta in sé non è nota per causare reazioni avverse nelle persone e non ci sono controindicazioni note per l'uso.

Interazioni erbe/farmaci: Nessuna conosciuta.

CAPITOLO 5

Integratori per aumentare i livelli di testosterone

Qual è il danno collaterale della pipetta del farmacista?

DALE PENDELL

I produttori farmaceutici sono stati tra i primi a creare gli androgeni supplementari, oggi comunemente noti come steroidi anabolizzanti. All'inizio c'è stato un enorme entusiasmo tra i medici e gli atleti (soprattutto sollevatori di pesi e costruttori di muscoli) e gli steroidi farmaceutici sono stati ampiamente prescritti. Purtroppo, molte delle persone che utilizzavano gli steroidi sintetici (testosterone propionato, testosterone cipionato, testosterone enantato, testosterone undecanoato e così via) si sono ammalate alcuni anni dopo, alcune sono morte per malattie epatiche o cancro. Gli impatti negativi di questi steroidi artificiali derivano dal modo in cui vengono prodotti.

Come per molti farmaci sintetici, la molecola naturale, in questo caso il testosterone, viene alterata quel tanto che basta (per renderla più duratura, più assimilabile o più potente) per ottenere un brevetto. In pratica, i produttori aggiungono una molecola in più alla molecola di testosterone. Come per tutti i farmaci sintetici, il corpo umano prende ciò che conosce dalla sua lunga storia evolutiva (in questo caso, la molecola di testosterone), la separa da eventuali strutture molecolari estranee, utilizza il testosterone e si ritrova con il problema di sbarazzarsi dei frammenti molecolari rimanenti. Questi frammenti molecolari residui vengono spesso elaborati nel fegato e sono la fonte della tossicità associata agli steroidi anabolizzanti. Come commenta Jonathan Wright, medico, coautore di *"Maximize Your Vitality and Potency for Men Over 40"*: "Chiamateli come volete, i farmaci simili agli ormoni non sono assolutamente ormoni e *non* funzionano *mai* esattamente come gli ormoni naturali".

A causa della tossicità degli ormoni artificiali, molte persone hanno iniziato ad esplorare l'uso di ormoni naturali che non presentano la tossicità dei farmaci anabolizzanti steroidei sintetici. Le alternative che hanno trovato sono sostanze pro-ormonali *naturali*, che non sono farmaci sintetici. Purtroppo, la maggior parte di questi integratori androgeni naturali, *identici* agli ormoni prodotti nel corpo umano, sono stati messi fuori legge negli Stati Uniti nel gennaio 2005 con l'approvazione dell'Anabolic Steroid Control Act, presumibilmente per proteggere i bambini dal loro acquisto. Nonostante il loro eccezionale livello di sicurezza, il clamore suscitato dall'uso di pro-ormoni nello sport ha stimolato una forma più aggressiva del normale di puritanite (spasmi del riflesso puritano) nel Congresso e nella presidenza.

Dei seguenti integratori: pregnenolone, DHEA, zinco, vitamina $_{B5}$, androstenedione e DHT, solo i primi quattro sono ancora legali come integratori singoli negli Stati Uniti. Le informazioni sull'androstenedione sono incluse perché è uno dei componenti presenti nel polline di pino e ha senso capire cosa fa questo componente per la salute maschile. Le informazioni sul DHT sono incluse a causa della cattiva stampa che ha ricevuto. Le informazioni negative sul DHT, sulla sua relazione con l'ingrossamento della prostata e sulla salute maschile in generale, diffuse oggi nella cultura statunitense, non sono corrette. Questo è un piccolo tentativo di iniziare a correggere il problema. Come il colesterolo, il DHT è stato demonizzato e alla fine si capirà che è di fondamentale importanza per la salute maschile. In realtà, i soppressori del DHT possono, come i soppressori del colesterolo, causare più danni che benefici.

Gli integratori elencati in questo capitolo sono tutti in grado di aumentare i livelli di testosterone nel sangue e di contribuire a ripristinare un sano rapporto androgeni/estrogeni. Alcuni uomini preferiscono usare il testosterone sotto forma di iniezioni, cerotti, impianti, creme o pillole sublinguali, piuttosto che precursori del testosterone o androgeni naturali come quelli che seguono. Se desiderate maggiori informazioni su questo approccio, i due libri migliori sono *Maximize Your Vitality and Potency for Men Over 40* e *The Testosterone Syndrome* di Eugene Shippen e William Fryer.

Quando si cercano integratori androgeni naturali, bisogna assicurarsi di assumere integratori di grado farmaceutico puro e nient'altro. Molti di questi integratori sono prodotti a partire dall'igname selvatico messicano *(Dioscorea spp.)*, e di conseguenza è sorta una certa confusione. Alcuni consigliano l'uso dell'igname selvatico come precursore steroideo, ma il corpo umano non è in grado di trasformare i composti dell'igname selvatico in testosterone o in precursori del testosterone. La batata selvatica è del tutto inefficace come ormone "naturale" per uomini o donne, a meno che i suoi composti non siano stati estratti e modificati chimicamente o elaborati in laboratorio.

Integratori per aumentare i livelli di testosterone

Pregnenolone: 50-100 mg al giorno

DHEA: 25-50 mg al giorno

Zinco: 20-60 mg al giorno

Vitamina $_{B5}$**:** 100-500 mg al giorno

Pregnenolone

Il pregnenolone è il primo metabolita del colesterolo, la prima cosa in cui il colesterolo viene trasformato. È quindi l'ormone steroideo primario (sia nelle donne che negli uomini) da cui si formano tutti gli altri. Per questo motivo, viene talvolta definito un pro-ormone o lo steroide "madre". Nonostante sia riconosciuto come un importante metabolita steroideo del colesterolo, non ci sono state molte ricerche sull'aumento dei livelli di androgeni da parte del pregnenolone. Sebbene sia comunemente usato da molte persone a questo scopo, non è noto se lo faccia davvero. L'effetto principale del pregnenolone, ampiamente riconosciuto, è che sembra migliorare il funzionamento mentale. Agisce come un elevatore dell'umore e come un leggero acutizzatore della memoria e dei sensi. Uno studio controllato con placebo ha dimostrato che l'assunzione di 50 mg di pregnenolone al giorno riduce della metà i livelli di stanchezza generale e che la riduzione continua per almeno due settimane. Nei piloti di linea è stato riscontrato che 50 mg di pregnenolone migliorano significativamente le prestazioni. Ha anche mostrato effetti benefici per l'artrite e il morbo di Alzheimer.

Il pregnenolone è stato anche ampiamente utilizzato negli anni '50 per il trattamento di malattie del collagene come il lupus, l'artrite reumatoide, la spondilite anchilosante e lo sclerodoma, che colpiscono il collagene delle ossa e dei tessuti connettivi. Numerose prove e studi clinici hanno dimostrato la sua efficacia per questo tipo di patologie, con una diminuzione del dolore, una maggiore mobilità e una minore rigidità.

Dosaggio consigliato: Il dosaggio dovrebbe essere generalmente compreso tra 5 e 50 mg al giorno. Secondo alcune testimonianze aneddotiche, dosi fino a 500 mg al giorno possono in alcuni casi aiutare a contrastare l'estrema perdita di memoria e l'affaticamento mentale (brain fog) che si verificano a causa della sindrome da stanchezza cronica. Di solito non è raccomandato a causa degli effetti collaterali del pregnenolone.

Effetti collaterali: A volte si verificano iperallergia, irritabilità, cambiamenti d'umore, mal di testa e insonnia, soprattutto a dosi elevate. *Questi effetti possono essere accentuati dall'assunzione di caffè.* Ridurre il dosaggio o interrompere l'assunzione dell'integratore se si verificano questi effetti collaterali.

Deidroepiandrosterone (DHEA)

Il DHEA è stato studiato intensamente negli ultimi dieci o vent'anni. Sono stati pubblicati almeno dieci libri sul DHEA e molti altri ne parlano insieme ad altri integratori. Sebbene il DHEA sia di per sé solo un leggero androgeno, è il precursore dell'androstenedione e dell'androstenediolo, che sono i precursori del testosterone, il che lo rende essenziale per la produzione di testosterone. Inoltre, ha dimostrato notevoli effetti positivi sulla salute umana in quasi tutti gli organi del corpo.

Il DHEA è lo steroide più abbondante nel flusso sanguigno umano; la maggior parte di esso (circa il 70%) è prodotto dal DHEA solfato (DHEAS). L'organismo essenzialmente immagazzina il DHEA in una forma più stabile come DHEAS e lo converte in DHEA (e poi in altri androgeni) ogni volta che ne ha bisogno. Come il testosterone, i livelli di DHEA e DHEAS diminuiscono nel tempo, ma molto più rapidamente. I livelli di DHEA raggiungono un picco intorno al venticinquesimo anno di età, poi diminuiscono di circa il 2% all'anno; all'età di ottant'anni, i livelli sono solo il 10-15% di quelli dell'età di vent'anni. I livelli normali di DHEA nel sangue sono da 250 a 650 mcg per decilitro (circa un decimo di quarto) di sangue; i livelli di DHEAS sono da cinquecento a mille volte superiori. (DHEAS e DHEA possono essere considerati intercambiabili quando si parla dei loro effetti sulla salute). Le persone con livelli di

DHEA inferiori a 100 mcg per decilitro presentano costantemente livelli più elevati di cancro, malattie cardiache, diabete e artrite.

La maggior parte del DHEA viene sintetizzato nelle ghiandole surrenali, circa il 10% viene prodotto nei testicoli, mentre il resto viene prodotto nel cervello, nel cuore e nel fegato. A causa della sua sintesi nel cervello, il DHEA è anche considerato un neurosteroide, con un potente impatto sul sistema nervoso centrale e sulle funzioni cerebrali.

Contrariamente alle precedenti prospettive mediche, oggi è noto che il cervello può sintetizzare steroidi sessuali. In una certa misura, ciò avviene in risposta a immagini erotiche. Anche l'odore può portare a un aumento. Questo è stato dimostrato nei ratti, dove l'odore di una femmina in estro porta a un aumento significativo del DHEA nell'ipotalamo. (Anche gli uomini, esposti a piccole quantità di sudore di una donna sessualmente eccitata, sperimentano un aumento della produzione di testosterone). Tuttavia, il cervello crea potenti androgeni per molte ragioni diverse dal sesso. Il DHEA è un precursore fondamentale per la creazione di androgeni ed estrogeni nel cervello.

Il DHEA viene anche metabolizzato nei tessuti periferici in androgeni più attivi e questi livelli non compaiono mai nel flusso sanguigno. In pratica, i tessuti periferici del corpo umano producono androgeni più attivi dal DHEA ogni volta che ne hanno bisogno. I tessuti periferici dell'organismo contengono normalmente tutti gli enzimi necessari per convertire il DHEA in androstenedione e quindi in testosterone. Ciò consente di utilizzare i potenti androgeni nel punto in cui sono più necessari e forse spiega come il DHEA sia in grado di influenzare così tante parti diverse dell'organismo. In sostanza, gli androgeni sintetizzati dal DHEA esercitano i loro effetti all'interno delle stesse cellule in cui avviene la sintesi e questi androgeni sintetizzati vengono raramente rilasciati nella circolazione sanguigna generale, non comparendo quindi mai nelle analisi del sangue. Le parti dell'organismo impegnate nella sintesi degli androgeni utilizzano essenzialmente un ciclo di biofeedback estremamente sofisticato per determinare esattamente i livelli di androgeni necessari e quindi produrre esattamente ciò di cui hanno bisogno dal DHEA che circola normalmente nell'organismo. Almeno il 30-50% degli androgeni totali negli uomini viene sintetizzato nei tessuti periferici proprio in questo modo. Gli enzimi utilizzati per la sintesi degli androgeni (o conversione metabolica) e i precursori androgenici di base, in particolare il DHEA, sono quindi assolutamente necessari per la salute generale.

Poiché il DHEA può essere convertito negli estrogeni estrone ed estradiolo, alcuni ritengono che il DHEA rappresenti un potenziale problema se utilizzato nella terapia sostitutiva degli androgeni. Nessuna ricerca ha riscontrato questo fenomeno; i livelli di estrogeni negli uomini rimangono costantemente inalterati dall'assunzione di DHEA. Ad esempio, uno studio condotto su uomini di 60-70 anni che hanno ricevuto iniezioni intramuscolari di DHEA ha mostrato un aumento dei livelli di DHEA e androstenedione nel sangue. *Non sono stati riscontrati cambiamenti nei livelli di estrone ed estradiolo.* Anche con un dosaggio orale estremamente elevato di 1.600 mg al giorno in uomini giovani e sani, i livelli di estrone, estradiolo e SHBG sono rimasti stabili.

L'integrazione di DHEA aumenta generalmente i livelli di DHEA nel sangue, nonché l'androstenedione e il testosterone nel siero. In uno studio, 25 mg di DHEA assunti per via orale ogni giorno per un anno hanno portato a un aumento dei livelli sierici di DHEAS e dei livelli di testosterone in un giovane uomo affetto da ipogonadismo (testicoli gravemente insufficienti). Nel complesso, l'integrazione di DHEA aumenta i livelli di androgeni nei tessuti periferici, aumenta l'androstenedione sierico e migliora il funzionamento della maggior parte degli organi del corpo. La maggior parte delle malattie croniche associate all'invecchiamento maschile possono essere notevolmente migliorate con l'integrazione di DHEA.

È stato dimostrato che l'uso di DHEA è associato a livelli più elevati di energia e benessere, a una riduzione dell'obesità e del rapporto vita/fianchi, a una maggiore libido e capacità erettile, a una riduzione della depressione, a un miglioramento della cognizione, a una riduzione della mortalità per malattie coronariche e a un miglioramento della sensibilità all'insulina e della tolleranza al glucosio.

Dosaggio consigliato: La dose media è di 50 mg al giorno. Per gli uomini sopra i cinquant'anni, questa dose di solito innalza i livelli ematici di DHEA entro due settimane, portandoli agli stessi livelli sperimentati all'inizio dei vent'anni. Alcune persone hanno assunto dosaggi fino a 1.600 mg al giorno per periodi prolungati. Gli effetti collaterali, anche a dosaggi così elevati, sono estremamente rari.

Quando si acquista DHEA, assicurarsi di acquistare DHEA di grado farmaceutico, puro almeno al 98%. Esiste anche di grado animale (70% di purezza) e di grado alimentare (95% di purezza). Il DHEA è facilmente reperibile.

Effetti collaterali: Alcuni medici ritengono che il DHEA possa esacerbare la fase maniacale della mania-depressione, altri ritengono che sia controindicato per gli uomini il cui livello di antigene prostatico specifico (PSA) è elevato (un'indicazione di malattia della prostata). L'unico effetto collaterale riportato in letteratura è la mascolinizzazione (peli sul viso, ecc.) in alcune donne e il caso di una donna che ha sviluppato ittero e problemi epatici dopo una settimana di assunzione. Non è noto se quest'ultimo effetto collaterale sia legato all'uso di DHEA. Le donne sembrano più a rischio di effetti collaterali.

Zinco

Lo zinco ha effetti significativi sulla sessualità maschile, tra cui la motilità e la produzione di sperma, l'erezione e persino i livelli di testosterone. Poiché la trasformazione dell'androstenedione in testosterone dipende da un enzima che dipende dallo zinco, l'assunzione di zinco influisce significativamente sui livelli di testosterone nell'organismo. Uno studio ha rilevato che 60 mg di zinco al giorno per cinquanta giorni hanno aumentato i livelli di testosterone nel siero. Poiché il DHT viene metabolizzato dal testosterone, è stato riscontrato anche un conseguente aumento dei livelli di DHT. I livelli di testosterone e DHT sono aumentati *solo negli* uomini i cui livelli di testosterone erano bassi. Gli uomini normali non hanno registrato alcun aumento.

Dosaggio consigliato: Da 20 a 40 mg al giorno per gli uomini sopra i quarant'anni.

Effetti collaterali: Con il tempo, l'assunzione di zinco può causare un impoverimento del rame nell'organismo. Per contrastare questo fenomeno, la maggior parte degli integratori di zinco contiene rame aggiunto. A dosi molto elevate, lo zinco può causare nausea e mal di stomaco, eruzioni cutanee, depressione, carenza di folati e minore tolleranza all'alcol.

Vitamina $_{B5}$ (acido pantotenico)

La carenza di vitamina $_{B5}$ si manifesta con atrofia surrenale accompagnata da affaticamento, cefalea, irregolarità del sonno, nausea e problemi addominali. La vitamina è utilizzata dall'organismo per mantenere in salute le ghiandole surrenali e spesso è bassa nelle persone che soffrono di surreni esauriti o sovraccarichi di lavoro. Gli uomini con bassi livelli di androgeni hanno spesso ghiandole surrenali poco efficienti. La vitamina $_{B5}$ favorisce una funzione surrenale sana e la produzione di androgeni da parte delle ghiandole surrenali.

Dosaggio consigliato: Da 100 a 500 mg al giorno.

Androstenedione (Andro)

L'androstenedione, spesso chiamato andro, è uno dei due androgeni presenti nell'organismo che viene convertito direttamente in testosterone, il che lo rende un precursore metabolico del testosterone. L'organismo converte il DHEA in andro e poi lo trasforma (di solito) in testosterone e (a volte) in estrone, un estrogeno. L'andro e il testosterone si convertono l'uno dall'altro grazie a uno specifico enzima dipendente dallo zinco, la 17-beta-idrossisteroide deidrogenasi. L'androstenedione viene talvolta prodotto anche attraverso un processo completamente diverso nell'organismo. Invece della via: pregnenolone 17a-idrossipregnenolone DHEA andro, viene prodotto: pregnenolone progesterone 17a-idrossiprogesterone andro. Per questa seconda via viene utilizzato l'enzima 17,20-liasi. Tutto ciò che riduce i livelli del particolare enzima (o dello zinco di cui ha bisogno) che converte l'andro in testosterone, o che produce l'andro in primo luogo, determina una riduzione dei livelli di testosterone. La liquirizia, come indicato nel capitolo 7, inibisce l'enzima 17,20-liasi e riduce sia il testosterone che l'androstenedione nel siero. È interessante notare che l'echinacea *(Echinacea purpurea)* è risultata in grado di *aumentare* i livelli di 17-idrossisteroidi nell'organismo e ha mostrato attività nei reni e nelle ghiandole surrenali come stimolante dei 17-idrossisteroidi.

L'androstenedione, rispetto al testosterone, è un androgeno debole. La sua importanza per gli uomini è data dal fatto che è stato dimostrato che aumenta i livelli di testosterone quando viene assunto come integratore. Ricercatori tedeschi hanno scoperto che una dose di 50 mg di androstenedione può aumentare i livelli di testosterone in uomini normali dal 140 al 183%. Uno studio condotto nella Germania dell'Est ha evidenziato un aumento dei livelli di testosterone fino al 250%. Tuttavia, il picco dura solo pochi minuti e i livelli di testosterone scendono lentamente fino al valore di base in poche ore. Uno studio più recente condotto da un urologo californiano ha rilevato che dopo l'assunzione di androstenedione, gli uomini sperimentavano un rapido aumento dei livelli di testosterone, dal 22 al 56% in novanta minuti. Uno studio controllato con placebo condotto nel 1997 ha dimostrato che, rispetto al placebo, solo coloro che assumevano andro sperimentavano un aumento del testosterone, in media del 24%.

Gli uomini che assumono l'andro come integratore riportano comunemente sensazioni di maggiore benessere, energia e forza. Poiché provoca un picco prevedibile nei livelli di testosterone, alcuni uomini lo assumono novanta minuti prima del sesso per stimolare l'eccitazione e la risposta sessuale o prima dell'esercizio fisico per ottenere il massimo effetto da un allenamento.

Il testosterone tende a raggiungere il suo picco a metà mattina, a metà pomeriggio e tra le tre e le cinque del mattino. Con l'avanzare dell'età, l'altezza di questi picchi si abbassa, a volte in modo considerevole, soprattutto in coloro che hanno una compromissione del testosterone. Alcuni consigliano di assumere l'andro al risveglio, di nuovo a mezzogiorno e di nuovo prima di andare a letto per simulare i normali schemi dell'organismo.

Dosaggio consigliato: Tra 50 e 100 mg tre volte al giorno. Alcune persone hanno preferito far sciogliere la pillola sotto la lingua, in modo che entrasse direttamente nel flusso sanguigno invece di passare attraverso il fegato e l'apparato digerente. Alcune ricerche hanno indicato che questo metodo è più efficace. L'androstenedione contenuto nel polline di pino entra infatti direttamente nel sangue quando viene assunto come tintura. **Nota:** l'androstenedione come integratore individuale non è più legale. Dopo l'approvazione dell'Anabolic Steroid Control Act nel 2005, è stato considerato una sostanza controllata, nonostante il fatto che dal 1996 siano state assunte circa cinquanta milioni di dosi di androstenedione senza effetti collaterali.

Diidrotestosterone (DHT)

C'è una crescente controversia sul DHT, sulla sua presenza nell'organismo maschile e sui suoi effetti con l'invecchiamento. Esiste una notevole controversia sull'opportunità di utilizzarlo come integratore, anche dietro prescrizione medica.

Il DHT si ottiene dal testosterone attraverso l'azione di due enzimi, la 5-alfa reduttasi di tipo I e di tipo II. Il DHT è di fatto molto più potente del testosterone. Si lega in modo dieci volte più potente ai recettori degli androgeni dell'organismo, non può essere metabolizzato in estrogeni (come il testosterone) e inibisce l'azione dell'aromatasi (l'enzima che converte il testosterone in estradiolo). Il DHT sembra agire fortemente per regolare l'equilibrio androgeni/estrogeni nell'organismo. La controversia sul DHT nasce dal fatto che alcune persone ritengono che sia responsabile dell'attuale epidemia di problemi alla prostata negli uomini negli Stati Uniti. Di conseguenza, molti consigliano vivamente agli uomini di non ricorrere all'integrazione di DHT e sostengono fortemente l'uso di farmaci che interferiscono con l'azione della 5-alfa reduttasi per ridurre i livelli di DHT nell'organismo. È sempre più evidente che queste prospettive sul DHT non sono corrette.

Alcuni medici, come l'endocrinologo francese Bruno de Lignieres, hanno suggerito che il miglior trattamento per la prostata infiammata potrebbe, in realtà, essere il DHT. Le sue ricerche hanno indicato che i problemi alla prostata potrebbero derivare non dalla presenza di DHT ma da uno squilibrio nel rapporto androgeni/estrogeni. Un numero crescente di ricerche indica che i livelli di estradiolo sono in effetti un fattore più probabile di infiammazione della prostata rispetto al DHT. Poiché il DHT non è convertibile in estradiolo attraverso l'azione dell'aromatasi, potrebbe in effetti contribuire ad alleviare l'infiammazione della prostata. Per saperne di più, si veda la sezione del capitolo 8 sull'iperplasia prostatica benigna (IPB) e la prostatite. Numerosi studi condotti sul DHT hanno confermato questa tesi. Le ricerche *non hanno* mostrato *alcuna* correlazione tra l'uso di DHT e l'ingrossamento della prostata negli uomini anziani. È stato riscontrato che l'estradiolo, ma non il DHT, agisce con la SHBG per provocare un aumento di otto volte dell'adenosina monofosfato ciclico intracellulare (cAMP, una sostanza che aumenta l'attività cellulare) nel tessuto umano dell'IPB, causando un aumento della crescita della prostata. Poiché il DHT blocca il legame dell'estradiolo con la SHBG, la sua presenza annulla completamente gli effetti dell'estradiolo. In effetti, l'uso del DHT negli studi clinici è risultato in grado di ridurre i livelli sia di estradiolo che di SHBG.

Gli studi clinici hanno anche dimostrato che, durante la somministrazione supplementare di DHT, gli uomini non hanno registrato un ingrossamento della prostata e i livelli di PSA sierico (antigene prostatico specifico, un indicatore della malattia della prostata) non sono aumentati, mentre la forza del flusso urinario è aumentata, dimostrando che la prostata si stava riducendo. In altre parole, i sintomi ostruttivi dei pazienti affetti da IPB *sono stati* alleviati e non aumentati, come sarebbe accaduto se il DHT fosse stato la causa dell'ingrossamento della prostata.

Negli studi sull'uomo e nell'uso clinico, si è visto che il DHT aumenta i livelli di androgeni, favorisce la sensazione di benessere, contrasta molti degli effetti dei bassi livelli di testosterone e favorisce una migliore erezione e libido. Il gel topico DHT contenente 70 mg di DHT è risultato sicuro ed efficace quando è stato utilizzato in uno studio clinico randomizzato di tre mesi, in doppio cieco, controllato con placebo, su trentatré uomini di età superiore ai sessant'anni; tutti avevano bassi livelli di testosterone. Gli uomini hanno registrato un miglioramento dei livelli di colesterolo nel sangue, una diminuzione della massa grassa e un aumento della forza muscolare. Il rapporto osserva che *"i marcatori standard di malattie prostatiche o cardiovascolari non sono stati influenzati negativamente dal trattamento con DHT"* (sottolineatura mia).

Il DHT è eccezionalmente importante per la salute dell'organismo e ci sono sempre più segnalazioni che l'uso diffuso degli inibitori della 5-alfa reduttasi sta avendo lievi effetti negativi sulla massa muscolare e impatti negativi ancora più forti sulla normale androgenizzazione maschile. Il DHT è per molti versi l'ormone più importante nello sviluppo delle caratteristiche maschili, non il testosterone. Gli uomini che nascono privi dell'enzima 5-alfa reduttasi sviluppano pochi o nessun pelo pubico, hanno una prostata e un pene poco sviluppati e sperimentano disturbi della libido e della capacità sessuale. I sollevatori di pesi che assumono testosterone con i bloccanti della 5-alfa reduttasi hanno riscontrato un miglioramento muscolare ridotto nei loro programmi di costruzione muscolare, anziché maggiore. Il DHT è fondamentale per il sistema nervoso centrale e il cervello. È fondamentale per l'organizzazione e il funzionamento delle cellule neurali del cervello e ha un impatto neurale maggiore del testosterone. Sia il testosterone che il DHT aumentano la proliferazione dei recettori degli androgeni nelle cellule neurali. Tuttavia, gli effetti del testosterone iniziano a svanire dopo tre ore, mentre il DHT mantiene l'aumento fino a ventiquattro ore. Il cervello converte il testosterone in estrogeni quando ha bisogno di estradiolo per mantenere una funzione cerebrale sana, ma converte anche il testosterone in DHT attraverso l'uso della 5-alfa reduttasi. L'uso di bloccanti della 5-alfa reduttasi può, in effetti, avere un impatto negativo sulla funzione cerebrale perché la loro azione è generica e non specifica per la prostata. Il DHT viene prodotto anche in una serie di cellule bersaglio periferiche per svolgere funzioni essenziali dell'organismo. Bloccando l'azione della 5-alfa reduttasi, i bloccanti farmaceutici impediscono al cervello e a tutti gli altri tessuti periferici di convertire il testosterone in DHT quando ne hanno bisogno.

Queste nuove scoperte sul DHT nel cervello suggeriscono che, come nella prostata, è il corretto equilibrio tra androgeni ed estrogeni a creare un funzionamento più sano. La ricerca ha anche iniziato a suggerire che il DHT e il testosterone agiscono sull'organismo e in particolare sulla prostata attraverso meccanismi molto diversi. Il testosterone da solo può essere insufficiente a mantenere il corpo in salute, mentre il DHT si dimostra essenziale. Nella fretta di attribuire al DHT la responsabilità dell'ingrossamento della prostata, si sta trascurando il suo impatto generale sulla salute maschile.

Dosaggio consigliato: Quasi l'unico posto in cui il DHT è disponibile è la Francia, dove di solito viene prescritto come gel topico contenente 70 mg.

A causa delle controversie sul DHT, è necessario informarsi e decidere se utilizzarlo o meno sulla base di tutte le informazioni disponibili. Tenendo presente la controversia, molti ritengono che il DHT sia controindicato per gli uomini affetti da prostatite, IPB e cancro alla prostata. Non è assolutamente indicato per i maschi adolescenti, poiché interferisce con il normale sviluppo ormonale.

CAPITOLO 6

Alimenti androgeni

Tutti, prima o poi, siedono a un banchetto di conseguenze.

ROBERT LOUIS STEVENSON

Esiste una serie di alimenti che si è scoperto avere un'azione androgena e che possono aiutare a ripristinare i livelli di androgeni o l'equilibrio androgeni/estrogeni negli uomini. Essi agiscono principalmente fornendo sostanze chimiche androgene, stimolando la produzione di ormoni androgeni nell'organismo o rafforzando e tonificando le ghiandole surrenali e i reni. Un altro fattore importante, tuttavia, entra in gioco quando si esamina l'uso di alimenti per stimolare i livelli di testosterone nell'organismo. Numerosi studi hanno rilevato che uno degli indicatori affidabili di bassi livelli di testosterone è la presenza di valori elevati di IMC e circonferenza vita. BMI significa indice di massa corporea ed è una misura del grasso corporeo basata su altezza e peso. (La formula è: IMC = peso in chilogrammi diviso per l'altezza in metri al quadrato). Le ricerche hanno rilevato che più alto è l'IMC e più grande è la circonferenza vita, più basso è il testosterone. In pratica, più si è grassi, più i livelli di testosterone si abbassano. Ciò è dovuto alla natura unica delle cellule adipose, soprattutto nell'uomo che invecchia.

Le cellule adipose non sono solo depositi di grasso, ma anche un sistema endocrino molto attivo che produce numerosi e potenti ormoni. Tra questi vi sono gli estrogeni, come l'estradiolo. Le cellule grasse, soprattutto intorno alla vita, immagazzinano e producono composti estrogenici. Ecco perché più alti sono l'IMC e la circonferenza vita, più bassi sono i livelli di testosterone.

La cosa più importante da fare per aumentare i livelli di testosterone in modo naturale è assicurarsi che i livelli di grasso corporeo, soprattutto intorno al girovita, non siano eccessivamente elevati. Il modo più semplice per abbassare i livelli di grasso è ridurre l'assunzione di grassi nei pasti per alcuni mesi o fare una serie di brevi digiuni a base di succo di frutta. La modifica della dieta, come una dieta a basso contenuto di grassi per dieci settimane seguita da un breve digiuno a base di succhi di frutta per tre-dieci giorni, è il modo più efficace per ridurre il grasso corporeo (una dieta a basso contenuto di grassi per dieci settimane è descritta in appendice). Non è necessario essere particolarmente fanatici; i nazisti del cibo sono tra le persone meno divertenti del pianeta. In genere ogni anno faccio una dieta fortemente ristretta o un digiuno di un tipo o dell'altro, di solito in primavera, per due o tre settimane. In genere perdo dai 15 ai 20 chili, i miei livelli di energia, i livelli di androgeni e la funzione immunitaria aumentano. Poi mangio come voglio. La primavera successiva sono di nuovo stanco e un po' in sovrappeso a causa della sedentarietà invernale, quindi lo faccio di nuovo.

I reni e le piccole ghiandole che li sovrastano, le ghiandole surrenali, sono importanti per la produzione di androgeni. Molte delle erbe che aumentano la produzione di androgeni agiscono sui reni, anche se più spesso sulle ghiandole surrenali.

Se i livelli di grasso corporeo sono già moderatamente bassi o se avete seguito una dieta a basso contenuto di grassi per abbassare il vostro IMC, la cosa successiva da fare è aumentare l'assunzione di alimenti che contengono androgeni o sostanze chimiche che stimolano gli androgeni e quelli che esercitano un effetto tonico sui reni e sulle ghiandole surrenali. Alcuni alimenti vegetali svolgono entrambe le funzioni.

I BAMBINI

I reni sono in realtà minuscoli, alti solo 4½ pollici, larghi 2-3 pollici e spessi un pollice. Ma filtrano ogni giorno circa 190 litri di acqua e decine di altre sostanze dal sangue. (La maggior parte di queste sostanze filtrate viene riassorbita. Il novantanove per cento dell'acqua viene riassorbito nel sangue; solo circa tre litri vengono espulsi. Dei 270 g di glucosio (tranne che nel diabete), tutti vengono riassorbiti; dei 1100 g di cloruro, solo 10 g vengono escreti; e dei 48 g di urea, solo 15 g vengono escreti. I reni controllano costantemente la quantità di azoto, acqua e sali elettrolitici (sodio, potassio e cloruro) che entrano nell'organismo ed espellono quanto basta per mantenere invariato l'equilibrio. Controllano l'equilibrio acido/alcalino dell'organismo e, modificando la composizione dell'urina, mantengono il pH del corpo. Per fare tutto questo, i reni producono e rilasciano enzimi e ormoni che mantengono l'acqua, i globuli rossi, il calcio e il fosforo, il contenuto minerale delle ossa e il diametro dei capillari, tra le altre cose. Le ghiandole surrenali, che producono molti androgeni importanti per gli uomini, si trovano proprio sopra i reni e sono, per molti aspetti, parte di essi.

Gli enzimi e gli ormoni dei reni

I reni controllano costantemente la pressione sanguigna dell'organismo e la aumentano e la abbassano attraverso la creazione e il rilascio di un ormone chiamato renina, che il fegato utilizza per produrre angiotensina. La renina aumenta anche le dimensioni della porzione della ghiandola surrenale che produce aldosterone, mentre l'angiotensina ne stimola la produzione. (L'angiotensina inoltre restringe le pareti delle arteriole, aumenta la forza del battito cardiaco e stimola l'ipofisi a rilasciare l'ormone antidiuretico, che riduce la quantità di acqua espulsa. Queste azioni aumentano la pressione sanguigna e influenzano intimamente i livelli di sodio e sale nell'organismo.

I reni controllano costantemente i livelli di ossigeno nelle cellule del corpo. Quando è troppo basso, producono un ormone chiamato eritropoietina, che stimola il midollo osseo a produrre e rilasciare più globuli rossi. Quando i livelli di ossigeno tornano ottimali, i reni smettono di produrre eritropoietina. Grazie a questo processo, i reni mantengono l'equilibrio dei globuli rossi nell'organismo.

I reni producono anche un altro ormone chiamato calcitriolo, una forma unica di vitamina D. La vitamina D in realtà non è una vitamina, ma un tipo di ormone steroideo che viene sintetizzato in un sistema endocrino unico nel corpo. Durante l'esposizione alla luce solare, la pelle umana converte una forma di colesterolo in vitamina $_{D3}$, il fegato la modifica o la metabolizza nuovamente (in 25-idrossicolecalciferolo, noto anche come 25-OHD3) e i reni utilizzano questa sostanza alterata per produrre due ormoni altamente attivi dal punto di vista biologico. Uno di questi, il calcitriolo, agisce sulle cellule dell'intestino per aumentare l'assorbimento del calcio dalla dieta e dirigerlo alle ossa per la formazione ossea. Il calcitriolo regola anche alcuni ormoni paratiroidei che mantengono i livelli di fosforo nell'organismo. I reni controllano costantemente i livelli di calcio e fosforo nell'organismo e li aumentano o li diminuiscono a seconda delle necessità. Attraverso il calcitriolo, i reni regolano la mineralizzazione ossea e mantengono il trasferimento di calcio alle ossa per renderle più forti. In questo modo, non solo influenzano il midollo osseo nella creazione dei globuli rossi, ma anche l'osso stesso.

È importante notare che recenti ricerche hanno rivelato che i reni creano anche enzimi che aiutano a sintetizzare l'arginina. L'arginina è un importante precursore dell'ossido nitrico (uno stimolante dell'erezione), stimola la produzione e la motilità degli spermatozoi, favorisce il rilascio dell'ormone della crescita e possiede funzioni di guarigione delle ferite e di rafforzamento immunitario.

Anche i reni sono altamente reattivi agli ormoni steroidei e possiedono un gran numero di siti recettoriali per gli estrogeni. Gli estrogeni possono legarsi a questi siti nei reni, soprattutto quando i livelli di estrogeni nel corpo sono elevati. Questo provoca un aumento dei livelli di acqua corporea, del contenuto di sodio e della pressione sanguigna.

I bassi livelli di androgeni negli uomini hanno un impatto sulla funzione renale. La ricerca ha dimostrato che un ciclo renina/angiotensina sano è regolato dagli androgeni attraverso l'azione di una proteina, la proteina renale regolata dagli androgeni (Kap). Questo avviene nella parte del rene che produce anche il calcitriolo che regola la mineralizzazione e la densità ossea. Alti livelli di estrogeni/bassi livelli di androgeni producono azioni diverse rispetto a quando questi livelli sono normali, soprattutto in questa parte dei reni. Questo spiega forse perché gli uomini soffrono di osteoporosi in misura molto maggiore quando entrano nella mezza età e i loro livelli di androgeni e testosterone cambiano. Questo spiega anche, in parte, la significativa alterazione, negli uomini di mezza età, del modo in cui il corpo mantiene i livelli di acqua e sodio durante il sonno. La ricerca ha dimostrato che i reni sani degli uomini dipendono fortemente dal testosterone e che gli uomini affetti da malattie renali hanno livelli molto più elevati di estrogeni nel loro corpo e livelli molto più bassi di testosterone. È ormai noto che gli estrogeni stimolano anche la produzione del fattore di crescita epidermico nei reni, cosa che il testosterone non fa. Questo fattore di crescita è stato collegato ad alcuni tipi di cancro alla prostata e la produzione di fattore di crescita epidermico da parte degli estrogeni nei reni è una potenziale causa.

LE GHIANDOLE SURRENALI

Le ghiandole surrenali, i due piccoli organi a forma di piramide che si trovano sopra i reni, prendono il nome dalla loro posizione. *Ad* significa vicino, *renal* è il termine latino che indica il rene. Lo strato esterno della ghiandola surrenale, la corteccia, e quello interno, la midollare, producono quasi 150 diversi ormoni essenziali. La corteccia stessa produce più di due dozzine di ormoni importanti, ad esempio: cortisolo, cortisone, aldosterone, DHEA, DHEAS, DHT, androstenedione e testosterone. La midollare surrenale produce il più famoso degli ormoni surrenali, l'adrenalina (vero nome: epinefrina; l'adrenalina è in realtà il nome di un farmaco sintetico), e il suo parente stretto noradrenalina (alias norepinefrina). Le ghiandole surrenali sono responsabili di quasi il 50% di tutti gli androgeni presenti nel corpo di un uomo. Producono quantità significative di ormoni maschili, il 90% del DHEA dell'organismo, potenti antinfiammatori come il cortisolo e ormoni della paura o della lotta come l'adrenalina. Sono strettamente legati ai testicoli, al cuore, ai polmoni e ai reni attraverso intricati circuiti di biofeedback e sistemi di scambio ormonale.

Azioni degli ormoni surrenali

Lo stress ha un forte impatto su questo sistema di scambio ormonale. In caso di stress continuo, l'organismo rilascia livelli elevati e costanti di ormoni dello stress come il cortisolo e l'epinefrina. Il cortisolo blocca l'infiammazione, regola il contenuto di acqua nel sangue e modifica i livelli di zucchero nel sangue rilasciando il glucosio dai grassi e dalle proteine quando è necessario. Inoltre, interferisce con la conversione del triptofano in serotonina, che provoca un aumento della veglia. Nel corso del tempo, livelli cronicamente elevati di cortisolo possono causare insonnia e un sonno costantemente insufficiente. Al mattino presto i livelli di cortisolo sono alti, mentre la sera sono bassi.

L'epinefrina viene utilizzata dall'organismo come risposta di breve durata e di massima allerta al pericolo. Stimola l'azione cardiaca, aumenta il diametro delle vie respiratorie per stimolare l'assorbimento di ossigeno e accelera la produzione di glucosio da parte del fegato. Lo stress costante provoca livelli elevati di cortisolo e di epinefrina e sintomi fisici quali aumento del metabolismo, iper-sveglia, battito cardiaco accelerato, aumento della pressione sanguigna, nervosismo, aumento dei succhi gastrici, aumento della tensione muscolare e livelli più elevati di aggressività emotiva. La caffeina, soprattutto ai livelli presenti nel caffè, stimola la produzione di epinefrina e ne impedisce la degradazione, motivo per cui bere caffè produce molti degli stessi sintomi.

È importante notare che quando i livelli di cortisolo aumentano, i livelli di DHEA diminuiscono. Il passaggio al metabolismo del cortisolo inibisce la produzione di DHEA. Questo riduce i livelli di androgeni nell'organismo. Le ghiandole surrenali possono esaurirsi o subire una sovrastimolazione dopo anni di produzione elevata di cortisolo. Ciò è particolarmente grave negli uomini con livelli di androgeni ridotti. Una volta che le ghiandole surrenali sono sovraccariche o esaurite, i livelli di energia diminuiscono sia per la mancanza di livelli normali di epinefrina/cortisolo sia per i bassi livelli di androgeni.

I RENI E LE GHIANDOLE SURRENALI NELLA MEDICINA CINESE

Se molte delle azioni del sistema renale/surreni sono nuove per la scienza occidentale, non lo sono per i cinesi. I medici cinesi hanno da tempo compreso la stretta connessione dei reni con il cuore e l'intestino. All'interno del loro sistema, la disarmonia tra cuore e reni o tra reni e intestino era nota come causa di numerose malattie, tra cui i calcoli renali, l'ingranaggio urinario e alcuni problemi di circolazione sanguigna. I medici cinesi hanno anche compreso il legame tra i reni e i bassi livelli di androgeni. La chiamano "ghiandole renali vuote", ovvero una produzione insufficiente di ormoni vitali. Questo è particolarmente perspicace in quanto il termine per questa condizione è stato utilizzato molte migliaia di anni prima che qualsiasi scienziato occidentale sapesse che le surrenali producono molti degli ormoni e degli androgeni essenziali per la salute maschile. I reni sono considerati un organo di equilibrio e, nel sistema cinese, influenzano il funzionamento dell'orecchio interno. Le vertigini (e persino gli acufeni) possono essere il segno di un rene disordinato, il cui squilibrio provoca una vera e propria incapacità di equilibrio.

TONICI ANDROGENI PER LE GHIANDOLE SURRENALI E I RENI

Esiste un'erba primaria per il sistema renale/adrenale che fornisce anche androgeni: il sedano. Il suo uso regolare come succo ha un impatto profondo sui livelli di androgeni e di energia. Anche il mais dolce comune ha un forte impatto sul sistema renale/adrenale.

Come sempre, dovreste cercare di acquistare solo verdure ed erbe biologiche. In questo modo non solo si evitano il più possibile i contaminanti chimici, ma il contenuto di minerali e vitamine degli alimenti biologici è molto più elevato. Negli ultimi quarant'anni, il contenuto di minerali della maggior parte delle verdure è diminuito tra il 25 e il 35% a causa del modo in cui vengono coltivate.

Se soffrite di esaurimento surrenale in particolare e non solo di bassi livelli di androgeni, potreste provare un regime giornaliero di succo fatto con una tazza di chicchi di mais e tre o quattro gambi di sedano, oltre a 200 mg di eleuthero, 500 mg di radice di ortica, 200 mg di vitamina $_{B5}$ e 20 mg di zinco per tre-sei mesi.

Sedano (Apium graveolens)

Oltre a contenere quantità significative di sostanze chimiche simili agli androgeni, il sedano è eccezionale per abbassare la pressione sanguigna e aiutare il sistema circolatorio e ha anche una serie di elementi che ne consigliano l'uso per la salute dei reni e delle surrenali.

Due gambi di sedano contengono (approssimativamente) i seguenti nutrienti: 275 mg di potassio, 30 mg di magnesio, 35 mg di calcio, 20 mg di fosforo, 90 mg di sodio, 225 unità internazionali (UI) di vitamina A, 8 mg di vitamina C, 0,2 mg di ferro, 8 mcg di acido folico e tracce di tiamina, riboflavina, niacina e vitamina $_{B6}$.

Il sedano è strettamente imparentato con una serie di piante medicinali molto potenti: l'osha *(Ligusticum porterii)*, l'angelica *(Angelica archangelica)* e il lomatium *(Lomatium dissectum)*. Non sorprende quindi che anche il sedano possieda una serie di azioni medicinali molto potenti. Come queste altre piante, il sedano è antimicrobico, antibatterico, leggermente antivirale, antispasmodico e antinfiammatorio.

Il sedano è particolarmente utile per abbassare la pressione sanguigna. Contiene un composto chiamato 3-n-butilftalide che può abbassare la pressione sanguigna di circa il 14% se assunto in quantità sufficienti. È inoltre ricco di apigenina, un dilatatore dei vasi sanguigni che contribuisce anch'esso ad abbassare la pressione sanguigna. Mangiare tre o quattro gambi di sedano fornisce la quantità necessaria di entrambi i composti per abbassare la pressione sanguigna. Il sedano contiene anche un gran numero di composti che agiscono come bloccanti dei canali del calcio e che aiutano a ridurre e prevenire l'angina. L'apigenina, il magnesio, il potassio e un altro composto, l'apiina, presenti nel sedano, lo rendono un'erba utile anche per l'aritmia cardiaca. In diversi studi è stato dimostrato che il succo di sedano riduce significativamente i livelli di colesterolo nel sangue. Il sedano è un forte antiossidante ed è anche efficace nel ridurre i livelli di acido urico nell'organismo, stimolandone l'escrezione nelle urine. Storicamente, questo ha reso il sedano un rimedio primario per la gotta. Di solito si usano i semi, ma il succo fresco, pur avendo un'azione leggermente più debole, produce lo stesso risultato. Il sedano è stato trovato efficace anche per alleviare l'artrite e i disturbi reumatici, le eruzioni e le malattie della pelle, il nervosismo (soprattutto se accompagnato da ansia), i disturbi dello stomaco e del sistema digestivo e i calcoli biliari.

Ma le principali aree di importanza del sedano sono i suoi effetti sui reni. Il suo ampio impatto sulla funzione renale favorisce l'eliminazione delle tossine dall'organismo attraverso i reni, migliorando la funzione renale e il flusso di urina. Poiché parte della funzione primaria dei reni è quella di filtrare il sangue e mantenere l'equilibrio elettrolitico dell'organismo, l'ingestione regolare di succo di sedano favorisce una filtrazione e un equilibrio elettrolitico ottimali. L'equilibrio elettrolitico è migliorato anche grazie alle grandi quantità di elettroliti primari presenti nel sedano, tra cui calcio, magnesio e potassio.

Il sedano è un rimedio specifico per i reni. È un tonico per i reni, un antimicrobico, antispasmodico e antinfiammatorio per le vie urinarie, riduce la formazione di calcoli renali, aumenta il flusso di urina (un diuretico) e (nella medicina cinese) aiuta ad alleviare le vertigini. L'olio volatile del sedano, l'apiolo, viene espulso attraverso le vie urinarie e agisce come un blando ma affidabile antisettico del sistema urinario.

I ricercatori hanno trovato uno steroide maschile anche nel sedano. La sostanza chimica, 5 alfa-androst-16-en-3 alfa-olo, e il suo correlato 3-chetone si combinano per formare le sostanze chimiche che diversi animali usano per stimolare l'eccitazione sessuale nella femmina; sono un segno di ormoni sessuali elevati nel maschio e della sua disponibilità ad accoppiarsi. I due composti sono strettamente correlati nella struttura all'androstenedione e al testosterone. Sono presenti nel sedano al livello di 8 ng per grammo di sedano fresco, un livello moderatamente alto. Questo spiega forse perché il sedano è stato a lungo utilizzato come tonico sessuale per gli uomini. **Nota:** anche la pastinaca (*Pastinaca sativa*) contiene queste stesse sostanze chimiche androgene e può essere aggiunta regolarmente alla dieta per contribuire ad aumentare i livelli di androgeni.

Per quanto riguarda l'aumento dei livelli di testosterone e la salute dell'apparato riproduttivo maschile, recenti ricerche sull'apigenina hanno scoperto che ha un raggio d'azione molto più ampio rispetto alla semplice azione di dilatatore dei vasi sanguigni. È stato dimostrato che l'apigenina sopprime le cellule tumorali prostatiche indipendenti dagli androgeni e agisce anche come un inibitore dell'aromatasi piuttosto forte. In numerosi studi è emerso che inibisce in modo significativo la conversione del testosterone in estradiolo.

In breve, il sedano agisce sull'intera rete urinaria, su gran parte dell'apparato riproduttivo e sulla maggior parte dei sistemi corporei su cui influiscono i reni: cuore, apparato digerente, ghiandole surrenali e vasi sanguigni.

Dosaggio consigliato: Tre o quattro gambi di sedano spremuti al giorno producono 3 o 4 once di succo. Come tonico per gli androgeni e i reni, meglio se mescolato con il mais (vedere l'elenco successivo).

Per le infezioni delle vie urinarie: I *semi di* sedano*,* come molti semi di piante medicinali, hanno un'azione più forte di quella del sedano, soprattutto per le infezioni delle vie urinarie (è utile anche per l'artrite, la gotta e i calcoli renali). (Se avete un'infezione alle vie urinarie, potete aggiungere ogni mattina al vostro succo di frutta una spruzzatina di tintura di semi di sedano. La tintura è solitamente disponibile nei negozi di alimenti naturali.

Effetti collaterali: Il succo di sedano fresco, assunto in quantità, provoca un leggero intorpidimento della lingua. Grandi dosi di succo di sedano sono controindicate nelle malattie renali. A volte le radici, a causa di una conservazione impropria, si infettano con lieviti che possono aumentare il contenuto di una sostanza chiamata furocumarina nelle radici fino al 200%. Queste radici arricchite di furocumarina possono causare fototossicosi (sensibilità della pelle alla luce). Utilizzate solo sedano fresco. In rare circostanze, il sedano può provocare in alcuni individui reazioni allergiche fino alla gravità di uno shock anafilattico. Non utilizzare in caso di precedenti reazioni allergiche al sedano o a piante simili.

Mais (Zea mays)

Anche se la maggior parte delle persone non se ne rende conto, il mais è un tonico specifico per l'intero apparato urinario, comprese le ghiandole surrenali. I chicchi di mais, la seta di mais e il polline sono tutti specifici per i reni e le ghiandole surrenali, anche se il polline è un po' difficile da trovare.

La seta di mais è molto efficace per cistiti, infiammazioni acute e croniche della vescica, uretriti e prostatiti. Il polline di mais è stato utilizzato in modo simile al polline di pino in diverse culture come ricostituente della vitalità maschile e contiene molti degli stessi aminoacidi e vitamine che si trovano nel polline di pino. Il polline di mais fa parte della miscela medicinale Cernilton, la miscela di polline di segale che ha tanto successo nel trattamento delle malattie della prostata. Inoltre, nei casi di carenza di androgeni, il succo di mais stimola la produzione e il rilascio dell'ormone luteinizzante (LH). Questo ormone si lega ai siti delle cellule di Leydig nei testicoli, stimolando la sintesi e la secrezione di testosterone. In diversi studi è stato riscontrato che il mais aumenta i livelli di androgeni nelle cavie.

Il mais è un anodino (lenisce il dolore), un diuretico (aumenta l'espressione dell'urina), un demulcente (lenisce le membrane mucose), un antinfiammatorio, un antispastico e un tonico. Lo scrittore spagnolo Garcilaso de la Vega (1539-1616) ha commentato di essere rimasto molto colpito:

. . con le notevoli proprietà curative del mais, che non solo è il principale alimento in America, ma è anche utile nel trattamento dei reni e della vescica, tra cui i calcoli e la ritenzione di urina. La prova migliore che posso dare è che gli Indiani, la cui bevanda abituale è fatta di mais, non sono afflitti da nessuna di queste malattie.

Sebbene la maggior parte delle persone non pensi di bere il mais, esso è stato utilizzato per circa diecimila anni per produrre la chicha, un tipo di birra unico nelle Americhe. Sebbene la chicha sia difficile da trovare nell'emisfero settentrionale, si possono facilmente passare i chicchi di mais in uno spremiagrumi ogni mattina per ottenerne il succo. Poiché il succo di mais è un po' denso, lo mescolo con 4 once di succo di sedano, una combinazione davvero deliziosa. Non esiste un tonico migliore di questa combinazione per il sistema renale e surrenale.

Dosaggio consigliato: Da 2 a 4 once di chicchi di mais biologico spremuti al giorno (circa 2 o 4 once di chicchi).

Seta di mais: La seta di mais viene utilizzata soprattutto per le infiammazioni del tratto urinario. In diversi studi clinici è risultata particolarmente efficace nel ridurre l'eccesso di ritenzione idrica, il gonfiore e l'edema, tutti problemi dovuti all'eccesso di estrogeni. Gli stigmi, i fili sottili e setosi lunghi da 4 a 8 pollici che si estraggono dalle pannocchie di mais quando le si sgranano, sono quelli normalmente utilizzati per i problemi del tratto urinario. È meglio usarli freschi. Un tè o una tintura a base di seta di mais possono essere aggiunti al succo di frutta ogni giorno se si riscontrano problemi specifici alle vie urinarie.

Seta di mais Dosaggio consigliato: Mettere in infusione 2 cucchiai di seta in 15 ml di acqua calda per 15 minuti e bere il tè tre volte al giorno. La tintura può essere acquistata nei negozi di alimenti naturali: assumere da 3 a 6 ml (¾-1½ cucchiaino) di tintura tre volte al giorno.

Bevanda verde androgeno/adrenale: Trovo che il modo migliore per utilizzare il sedano e il mais per l'aumento degli androgeni e per sostenere la salute dei reni e delle surrenali sia il succo fresco. Entrano nel sistema molto più rapidamente e l'impatto è molto più forte. Di solito lo bevo a stomaco vuoto ogni mattina. Ecco la ricetta della bevanda verde androgeno/adrenale che uso da molto tempo. Contiene anche cetrioli, cavoli, spinaci e ravanelli.

Bevanda verde androgeno/adrenale

2 gambi di sedano fresco

1 tazza di chicchi di mais

½ cetriolo

1 grande foglia di cavolo fresco

½ tazza di spinaci freschi

(facoltativo: 1-3 ravanelli)

Spremere tutte le verdure in uno spremiagrumi.

Cetriolo (Cucumis sativus)

Mezzo cetriolo medio contiene 260 UI di vitamina A, 220 mg di potassio, 20 mcg di acido folico, 20 mg di calcio, 15 mg di magnesio, 25 mg di fosforo, 5 mg di sodio, quantità moderate di silice e clorofilla e tracce di vitamina C, tiamina, riboflavina, niacina, vitamina $_{B6}$, boro e ferro.

I cetrioli sono un leggero diuretico; i loro semi hanno una leggera azione tonica sui reni, aiutano a prevenire i calcoli renali e favoriscono l'escrezione di acido urico dall'organismo. I cetrioli, soprattutto le bucce, sono particolarmente indicati per promuovere la salute della pelle, mantenerla elastica e ridurre le rughe. Mi piace la loro aggiunta alle bevande verdi perché apportano MOLTA acqua, diluendo l'intensità delle altre piante nella miscela.

Dosaggio consigliato: Mezzo cetriolo per ogni bevanda verde. Non sbucciare i cetrioli, ma spremerli interi.

Cavolo nero (Brassica oleracea)

Il cavolo riccio è particolarmente ricco di nutrienti benefici come i caroteni e la clorofilla. Una foglia grande di cavolo con gambo (circa 3 oz) contiene 10.000 UI di vitamina A, 100 mg di vitamina C, 175 mcg di acido folico, 250 mg di potassio, 200 mg di calcio, 2 mg di ferro, 15 mg di magnesio, 60 mg di fosforo, 3 mg di sodio, 2 mg di niacina e tracce di tiamina, riboflavina, vitamina $_{B6}$, rame, manganese e zinco.

Una tazza di cavolo o di verdura ha più calcio di un bicchiere di latte e, in questa forma (succo), viene assimilato molto meglio dall'organismo. Il cavolo riccio, come altri membri della famiglia delle *brassiche*, quali cavoli, broccoli e cavolfiori, possiede potenti composti antitumorali e una ricca dotazione di antiossidanti.

Dosaggio consigliato: Una foglia grande con gambo per bevanda verde.

Spinaci (Spinacia oleracea)

Come altre verdure a foglia verde scuro, gli spinaci contengono grandi quantità di clorofilla e caroteni, che offrono una potente protezione contro il cancro. Una tazza di spinaci freschi e crudi contiene 3750 UI di vitamina A, 16 mg di vitamina C, 110 mcg di acido folico, 300 mg di potassio, 60 mg di calcio, 1,5 mg di ferro, 45 mg di magnesio, 30 mg di fosforo, 22 mg di sodio e tracce di tiamina, riboflavina, niacina e vitamina B_6.

Dosaggio consigliato: ½ tazza di spinaci freschi.

Ravanello (Raphanus sativus)

Esistono diversi tipi di ravanelli, tutti utilizzabili e utili. Il più conosciuto è il ravanello rosso, ma esiste un ravanello giapponese, il daikon, che assomiglia a una carota bianca. Esistono anche ravanelli neri, utilizzati soprattutto in Russia e nei Paesi dell'Europa orientale. Assomigliano molto a una barbabietola nera, anche se all'interno hanno la normale polpa bianca e croccante del ravanello. Tutti e tre hanno lo stesso sapore. I ravanelli Daikon sono sempre disponibili nei mercati orientali e talvolta nei negozi di alimenti naturali. I ravanelli neri si trovano per lo più nei mercati rionali che hanno un gran numero di clienti russi o polacchi.

Un singolo ravanello rosso di medie dimensioni contiene circa 25 mg di potassio, 2,5 mg di calcio e fosforo, 1,5 mg di sodio, 1 UI di vitamina A, 2 mg di vitamina C e tracce variabili di magnesio, selenio, ferro e zinco.

I ravanelli tendono a normalizzare la produzione di tiroxina nella ghiandola tiroidea. Se la produzione di T4 è eccessiva, i ravanelli ne aumentano i livelli, mentre se è troppo scarsa, li abbassano. Sono infatti un'erba tonica per la tiroide e possono essere molto utili nel trattamento dei problemi tiroidei. I ravanelli contengono un composto unico, la rafinina, che normalizza non solo la tiroxina ma anche la calcitonina, un altro ormone prodotto dalla tiroide. La calcitonina prodotta dalla tiroide controlla la quantità di calcio rilasciata nel sangue e influisce sulla quantità di calcio depositata nelle ossa durante la formazione della matrice ossea. Con l'assunzione regolare di ravanelli o di succo di ravanello, la produzione tiroidea di questi composti si normalizza. Da decenni i medici russi utilizzano con successo i ravanelli per alleviare l'ipertiroidismo e l'ipotiroidismo.

In una serie di studi clinici condotti in Malesia, i ravanelli sono risultati potenti inibitori della formazione di calcoli renali nei pazienti che li consumano regolarmente. Inoltre, aiutano il fegato a gestire meglio l'apporto di grassi nella dieta, sembrano aiutare a rompere i depositi di grasso nelle condizioni di fegato grasso e a rompere i calcoli nella cistifellea.

Dosaggio consigliato: Da uno a tre ravanelli rossi di media grandezza, spremuti, o la quantità equivalente di daikon o ravanelli neri spremuti, al giorno. Come sapete, sono piccanti, quindi iniziate con uno e poi usatene altri se vi piace.

ALTRI ALIMENTI ANDROGENI

Ci sono alcuni altri alimenti androgeni che sono utili per aumentare i livelli di androgeni: avena, aglio, pinoli e carne rossa.

Avena (Avena sativa)

È stato riscontrato che l'avena verde (in pratica la pianta di avena verde fresca in semi) aumenta i livelli di testosterone negli uomini in almeno uno studio; vari altri studi supportano questa attività androgena. Ricerche in vivo hanno rilevato che l'avena, essiccata e aggiunta alle diete animali, aumenta il rilascio dell'ormone luteinizzante (LH), che stimola la creazione e il rilascio di testosterone nel sangue. L'avena era ufficiale come tonico e stimolante sessuale nelle vecchie farmacopee tedesche ed è elencata come erba non ufficiale comunemente prescritta dai medici per questo uso nelle attuali monografie della Commissione E tedesca sulla fitoterapia.

L'avena contiene anche una serie di alcaloidi, tra cui la trigonellina e l'avenina, che hanno un'attività rilassante sul sistema nervoso centrale e che aiutano a rilassare le persone che la consumano regolarmente. Questa attività rilassante fa dell'avena uno dei migliori alimenti a lungo termine per i nervi stressati, la tensione, la debilitazione nervosa e l'esaurimento. Questo tipo di riduzione dello stress in molti casi aiuta la funzione sessuale maschile.

L'avena è anche ricca di vitamina E, una vitamina essenziale per la salute sessuale in quanto aiuta a prevenire l'arteriosclerosi e le malattie della prostata. La farina d'avena contiene anche circa il 70% di fibre ed è molto ricca di acidi grassi polinsaturi. Entrambi questi fattori contribuiscono notevolmente ad abbassare i livelli di colesterolo nel sangue e a correggere o prevenire l'aterosclerosi (ostruzione delle arterie e delle vene da parte dei grassi), uno dei principali fattori che influiscono sulla funzione erettile.

L'avena è meglio usata a lungo termine: gli effetti si accumulano nel tempo e aumentano di efficacia quanto più a lungo si consuma l'avena. In generale, gli effetti iniziano a farsi sentire dopo tre mesi e aumentano nel corso del primo anno.

Dosaggio consigliato: Consumare una ciotola di farina d'avena al giorno.

Aglio (Allium sativum)

L'aglio, membro della famiglia dei gigli, ha una lunga storia come tonico sessuale per gli uomini. Dopo il ginseng, è forse una delle piante medicinali più studiate sulla Terra. Sono stati condotti numerosi studi clinici, tra cui studi in doppio cieco, controllati con placebo e incrociati. L'aglio ha dimostrato un'attività costante nell'aumentare i livelli di testosterone, nello stimolare la produzione di sperma, nell'aumentare il desiderio sessuale, nel ridurre l'arteriosclerosi e nell'alleviare l'aritmia cardiaca, il diabete, l'ipertensione e gli effetti di un sistema immunitario depresso.

Dosaggio consigliato: L'aglio e la sua parente stretta, la cipolla, che ha molte delle stesse proprietà, dovrebbero essere aggiunti in abbondanza alla dieta. Si possono usare anche integratori di aglio. Seguire le indicazioni riportate sul flacone.

Interazioni erbe/farmaci: Evitare l'aglio se si assumono anticoagulanti, paracetamolo (acetaminofene) o clorpropamide.

Carne rossa

Il consumo regolare di carne rossa, da una a tre volte alla settimana, è importante per mantenere alti i livelli di androgeni. Alcuni studi hanno dimostrato che la riduzione dell'assunzione di carne e dei grassi alimentari derivati dalla carne riduce i livelli sierici di androgeni negli uomini. In uno studio, trenta uomini sani hanno modificato la loro dieta per ridurre l'assunzione di carne e il rapporto tra grassi polinsaturi e acidi grassi saturi. Dopo sei settimane, i livelli di testosterone totale, androstenedione e testosterone libero nel siero sono diminuiti in media del 10%.

Dosaggio consigliato: Carne rossa biologica o selvatica, una volta alla settimana.

Pinoli (Pinus semen)

I pinoli sono stati utilizzati in ogni ecoregione e sono un alimento sia nutrizionale che afrodisiaco. Possono essere trasformati in zuppe, macinati in farina per il pane, mangiati crudi, arrostiti e aggiunti a piatti come il pesto.

Per migliaia di anni e presso culture diverse come quella romana, greca, araba e asiatica, i pinoli sono stati considerati afrodisiaci. Il medico greco Galeno suggerì che una miscela di miele, mandorle e pinoli, mangiata per tre sere consecutive, avrebbe prodotto un aumento della vitalità maschile. Anche Ovidio, il poeta romano, fornisce un elenco di afrodisiaci nella sua *Ars Amatoria* (L'arte di amare), che include "le noci che il pino dalle foglie aguzze produce". Il fatto che i pinoli possano aumentare la vitalità maschile è riconosciuto da tempo.

Come il polline di pino, anche i pinoli contengono testosterone e sono altamente nutritivi. Sebbene le sostanze nutritive contenute nei pinoli varino a seconda della specie, una buona indicazione del loro potere nutritivo si può ricavare da un'occhiata alla noce del pino americano pinyon. Un etto di pinoli contiene 161 calorie e 3,3 g di proteine, 5,5 g di carboidrati, 2,7 g di grassi saturi, 6,5 g di grassi monoinsaturi, 7,28 g di grassi polinsaturi, 2,3 mg di calcio, 10 mg di calcio, 10 mg di calcio.3 mg di calcio, 10 mg di fosforo, 20 mg di sodio, 178 mg di potassio, 0,88 mg di ferro, 8,2 UI di vitamina A, 0,35 mg di tiamina, 0,05 mg di riboflavina e 1 mg di niacina. A titolo di esempio di come possono variare le noci di pini diversi, i pinoli spagnoli (pignolie) contengono quasi 7 g di proteine e 144 mg di fosforo, ma solo 1 mg di sodio, mentre gli altri componenti sono più o meno identici a quelli dei pinoli di pinolo. Tutti i pinoli sono ricchi di oli omega-3 e di aminoacidi come l'arginina.

Le pigne verdi vengono raccolte a mano dall'autunno alla primavera e ammucchiate per essere essiccate. Man mano che si asciugano, le pigne si aprono e permettono di estrarre i semi ricoperti dal mallo, chiamati pinoli, mediante battitura meccanica o manuale. Le pigne vengono poi ulteriormente essiccate e le noci decorticate mediante macinazione. Le specie principali utilizzate (nell'ordine) sono *P. pinea, P. koraiensis* e *P. edulis* (il pino pinyon), mentre almeno altre dieci sono utilizzate per l'alimentazione in tutto il mondo. Purtroppo, spesso non è possibile sapere quale specie si sta acquistando perché pochi fornitori di noci riportano la specie dell'albero sulle loro confezioni. A volte, per rendere le cose ancora più difficili, le diverse specie vengono mescolate per la vendita. (I pinoli possono irrancidire, quindi devono essere utilizzati con una certa rapidità: non refrigerati durano tre mesi, refrigerati sei. I pinoli sono facilmente reperibili su Internet presso le aziende produttrici di frutta secca e in molti negozi, soprattutto durante la stagione di raccolta autunnale.

Dosaggio consigliato: Consumare la quantità e la frequenza desiderate.

Effetti collaterali: Sensibilità alle noci. I pinoli contengono anche gli ormoni femminili estrone ed estradiolo. Ad oggi non sono riuscito a trovare i livelli esatti. L'aneddotica indica che, almeno in questo caso, la loro presenza non costituisce un problema per i livelli di androgeni maschili.

CAPITOLO 7

Antagonisti del testosterone

Il luppolo non è molto utile per un essere umano, poiché fa aumentare la malinconia, rende la mente triste e appesantisce l'intestino.

ILDEGARDA DI BINGEN, 1159 CA.

Così come esistono sostanze che aumentano i livelli di androgeni e l'attività androgenica negli uomini, esistono anche sostanze che possono abbassarli o sopprimerli in modo significativo. Se avete problemi con i livelli di testosterone o con il rapporto androgeni/estrogeni, dovreste evitare soprattutto di consumare quantità di liquirizia, cohosh nero e luppolo. Ognuna di queste piante contiene sostanze che sono potenti estrogeni, agiscono come antagonisti degli androgeni, interferiscono con la conversione dei proormoni in androgeni o stimolano la conversione degli androgeni in estrogeni.

Liquirizia (Glycyrrhiza glabra)

La liquirizia è un'erba eccezionalmente buona per molte cose, tuttavia deve essere usata con parsimonia, se non addirittura per niente, e solo per condizioni per le quali non è possibile fare altro. La liquirizia ha effetti altamente negativi sui livelli di androgeni e sul funzionamento ormonale degli uomini. In numerosi studi sull'uomo, ad esempio, è stato riscontrato che inibisce l'azione dell'11-beta-idrossisteroide deidrogenasi, che serve a convertire il cortisolo in cortisone e viceversa quando ciascun composto è necessario. Il cortisolo è molto attivo nell'organismo e per ridurre al minimo gli effetti negativi del cortisolo si mantiene naturalmente un rapporto specifico tra cortisolo e cortisone (il cortisone naturale è strutturalmente diverso dai preparati farmaceutici di cortisone). L'organismo converte entrambi i tipi di cortisone in cortisolo per renderli attivi). Inibendo l'11-beta-idrossisteroide deidrogenasi, la liquirizia altera il rapporto cortisolo/cortisone. Qualsiasi squilibrio in questo rapporto ha di solito effetti collaterali fortemente negativi.

Livelli elevati di cortisolo sono stati collegati a una compromissione della salute immunitaria, a una ridotta capacità di utilizzare il glucosio nel sangue, a una maggiore perdita di massa ossea, all'osteoporosi, a un maggiore accumulo di grasso intorno ai fianchi e al girovita, a una compromissione della memoria e dell'apprendimento, alla distruzione delle cellule cerebrali e a una compromissione della crescita e della rigenerazione della pelle. I livelli di cortisolo aumentano talvolta nell'organismo dei sollevatori di pesi che si allenano intensamente. In questi casi, si verifica la rottura del tessuto muscolare perché il cortisolo converte le proteine dei muscoli in glucosio come fonte di energia. Livelli elevati di cortisolo causano anche un abbassamento dei livelli di testosterone nell'organismo; in pratica, il cortisolo sembra sopprimere il testosterone. Ciò è dovuto in parte al fatto che l'ormone steroideo pregnenolone viene convertito in cortisolo attraverso un'attività enzimatica. Se non viene convertito in cortisolo, il pregnenolone viene invece trasformato in testosterone e in altri androgeni a base di DHEA. Il passaggio dell'organismo alla produzione di cortisolo tende a ridurre la produzione di DHEA e, di conseguenza, i livelli di testosterone.

Inoltre, la liquirizia limita la conversione del 17-idrossiprogesterone nell'androgeno androstenedione (che a sua volta diventa testosterone e DHT) inibendo l'enzima 17,20-liasi. Studi clinici hanno rilevato che l'uso di liquirizia da parte degli uomini diminuisce i livelli di testosterone e androstenedione nel siero, mentre aumenta i livelli di progesterone. Ciò si traduce direttamente in una diminuzione della libido e in varie forme di disfunzione sessuale. Ad aggravare questa dinamica, la liquirizia contiene anche almeno sette composti estrogenici. Due di essi sono estrogeni diretti (piuttosto che mimici degli estrogeni): il glicestrone e l'estriolo. Il ciclocestrone è simile all'estrone, ma è solo 1/533 della sua potenza. L'estriolo è (come l'estrogeno) uno dei tre principali steroidi estrogenici prodotti dall'organismo. Di solito, livelli elevati di estriolo sono presenti solo nelle donne durante la gravidanza.

In sintesi, l'assunzione di liquirizia aumenta i livelli di cortisolo nell'organismo, riduce la produzione di testosterone e aumenta direttamente i livelli di estrogeni. Presenta inoltre una serie di altri effetti collaterali, a volte gravi, dovuti all'uso continuato o all'assunzione di livelli elevati di estratti.

A causa di questi effetti cumulativi, gli uomini che sono preoccupati per il rapporto androgeni/estrogeni nel loro corpo non dovrebbero usare la liquirizia se non a breve termine per condizioni specifiche come l'ulcera gastrica. Anche se la maggior parte delle persone non lo sa, la liquirizia viene usata con una certa frequenza nelle birre scure per aumentare la testa, come colorante e per addolcire il prodotto finale (vedere l'elenco del luppolo qui sotto).

Cohosh nero (Cimicifuga racesmosa)

Il cohosh nero è altamente estrogenico e viene spesso utilizzato per normalizzare i livelli ormonali femminili durante la menopausa e per alleviare i sintomi della menopausa come le vampate di calore. Ha dimostrato un'attività antagonista nei confronti della produzione e del rilascio dell'ormone luteinizzante (LH), essenziale per la produzione di testosterone. A volte viene utilizzata dagli uomini per i dolori muscolari, in quanto è un ottimo antispasmodico. Dovrebbe essere evitata dagli uomini con squilibri androgenici, a meno che nessun'altra erba sia sufficiente.

Luppolo (Humulus lupulus)

Il luppolo è noto soprattutto per il suo utilizzo nella birra. La maggior parte dei medici e degli uomini trascura le sue potenti sostanze chimiche e non si rende conto che la birra stessa può alterare in modo significativo i livelli di androgeni maschili. I produttori di birra tedeschi notarono molto tempo fa che le giovani donne che raccoglievano il luppolo nei campi erano solite avere mestruazioni precoci. Alla fine i ricercatori hanno scoperto il motivo: il luppolo è forse una delle piante più fortemente estrogeniche del pianeta. Solo 100 g di luppolo (circa 3,5 once) contengono da 30.000 a 300.000 UI di estrogeni, a seconda del tipo di luppolo. La maggior parte è costituita dal potentissimo estrogeno estradiolo. L'estradiolo, quando viene assunto dall'organismo maschile, provoca un abbassamento diretto dei livelli di testosterone nei testicoli e un aumento dei livelli di SHBG, che lega ancora di più il testosterone libero nel flusso sanguigno. È stato inoltre dimostrato che l'estradiolo contenuto nel luppolo interferisce direttamente con la capacità delle cellule di Leydig dei testicoli di produrre testosterone. La presenza di questa sostanza altamente estrogenica nella birra non è casuale.

Prima della legge tedesca sulla purezza della birra del 1516, la birra non conteneva quasi mai luppolo. In realtà, più di cento piante diverse sono state utilizzate per la produzione di birra per almeno diecimila anni prima dell'introduzione del luppolo nel Medioevo. Negli ultimi mille anni di questo periodo, la forma più diffusa di "birra" era chiamata gruit, che conteneva una miscela di achillea, mirto di palude e rosmarino di palude. Queste erbe, soprattutto nella birra, sono stimolanti dal punto di vista sessuale e mentale. (La Chiesa cattolica aveva il monopolio della produzione di gruit, ma i mercanti concorrenti e i protestanti lavorarono insieme per rompere questo monopolio e imporre l'eliminazione di tutte le erbe sessualmente stimolanti dalla birra. Le sostituirono con un'erba che addormenta il bevitore e spegne il desiderio sessuale nell'uomo. Le argomentazioni legislative dell'epoca erano tutte incentrate sulla questione degli effetti stimolanti di altre erbe utilizzate nella birra. La pilsner, ad esempio, era originariamente una birra al giusquiamo (*pilsen* significa "giusquiamo"), una birra incredibilmente forte e psicoattiva, usata nella storia dai berserker tedeschi prima della battaglia. La legge tedesca sulla purezza della birra fu, in effetti, la prima legge sul controllo delle droghe mai promulgata.

La birra, così tanto pubblicizzata come sexy nelle pubblicità televisive, in realtà può inibire fortemente la forza sessuale negli uomini. In Inghilterra è ben nota una patologia, il "Brewer's Droop", che deriva dalla manipolazione intensiva delle piante di luppolo da parte dei birrai di mezza età. Le sostanze chimiche della pianta si trasmettono facilmente attraverso la pelle degli uomini, proprio come accadeva alle giovani donne nei campi. Pochissimi medici hanno esaminato la correlazione tra il consumo di birra e i livelli di androgeni o i problemi di disfunzione erettile nei loro pazienti. (Tuttavia, il medico Eugene Shippen in *The Testosterone Syndrome* racconta che un suo paziente, sottoposto a terapia farmaceutica sostitutiva con testosterone, non ha mostrato alcuna risposta al testosterone *fino a quando non ha ridotto il consumo di birra a una o due birre a sera, passando da sei a sette.*[1] Il luppolo è estremamente potente e *il suo consumo dovrebbe essere limitato, se non del tutto escluso, durante tutte le terapie sostitutive con androgeni.* Questi effetti possono essere esacerbati se le birre acquistate contengono anche liquirizia (vedere la sezione sulla liquirizia all'inizio del capitolo), un fatto che non è riportato sull'etichetta della birra.

È possibile acquistare birra che non interferisce con i livelli di androgeni, anche se può essere piuttosto difficile da trovare. Alcuni microbirrifici e brew pub producono ora birre tradizionali. Controllate i brew pub della vostra città. Tuttavia, la fonte migliore è Bruce Williams, un birraio scozzese che sta riportando in auge le birre chiare tradizionali dell'Europa e in particolare della Scozia (cioè le birre europee pre-oliate). Ne ha cinque in produzione e spesso si possono trovare nelle grandi città americane in qualsiasi negozio che abbia una vasta scelta di birre insolite. La birra all'erica è eccellente, ma forse sarebbe più utile la tradizionale birra al pino prodotta con il pino scozzese, *Pinus sylvestris,* il cui polline contiene testosterone.

Inoltre, è meglio acquistare birre condizionate in bottiglia. Le birre condizionate in bottiglia sono gassate in bottiglia e come tali contengono lieviti vivi. Questi lieviti (più comunemente *Saccharomyces cerevisiae*) sono altamente nutritivi. Sono estremamente ricchi di proteine, fattore di tolleranza al glucosio e vitamine del gruppo B, in particolare niacina e B_1. Il fattore di tolleranza al glucosio, poiché aiuta a regolare i livelli di zucchero nel sangue, può aiutare a risolvere molti dei problemi associati al diabete. Il lievito di birra contiene i livelli più elevati di fattore di tolleranza al glucosio rispetto a qualsiasi altro alimento. È stato anche scoperto che riduce i livelli di colesterolo e trigliceridi nel siero e nuove ricerche hanno indicato che i lieviti *S. cerevisiae* possono avere un impatto diretto sull'attività degli androgeni nell'organismo.

E visto che sono in argomento...

ALCOL E SALUTE MASCHILE

Gli Stati Uniti stanno attraversando uno dei loro periodici attacchi di puritanite (spasmi o infiammazione del riflesso puritano). Nonostante ciò, l'alcol è presente nella specie umana da molto tempo. È una sostanza *naturale*, presente in tutta la natura, e si sa che molti organismi viventi ne bevono: gli uccelli *e le* api. La vita, infatti, non potrebbe esistere senza la fermentazione che i batteri e i lieviti garantiscono. Quasi tutte le culture indigene sulla Terra fermentano e lo fanno da circa 10.000-30.000 anni. Gli antropologi della birra (sì, esistono) hanno trovato prove significative del fatto che gli Egizi si sono stabiliti dove si sono stabiliti e hanno sviluppato l'agricoltura e le città perché hanno scoperto che il grano che cresceva naturalmente in quella regione poteva essere fermentato. In altre parole, la civiltà è iniziata quando abbiamo iniziato a *bere,* non quando abbiamo iniziato a pensare.

*Con moderazione, l'*alcol fa straordinariamente bene all'organismo. Stimola il funzionamento della maggior parte degli organi, in particolare del fegato e del cervello, portandoli a livelli di salute più ottimali. Tuttavia, in grandi quantità, entrano in gioco i ben noti effetti negativi dell'alcol. L'uso eccessivo porta a effetti altamente negativi, non a caso, su fegato e cervello; in pratica, un caso di sovrastimolazione. Tuttavia, è importante notare che il consumo di alcol aumenta in modo significativo la conversione metabolica dei precursori androgeni in androgeni più potenti (fondamentalmente il DHEA in androstenediolo). È stato inoltre riscontrato che un consumo moderato di alcolici aumenta la produzione di androgeni da parte delle ghiandole surrenali e promuove livelli sani di androgeni nell'organismo. Tuttavia, l'ingestione di grandi quantità di alcol può esaurire i livelli di androgeni dell'organismo e persino interferire con la loro produzione. Nei ratti, un'elevata assunzione di alcol per brevi periodi di tempo causa la perdita di tutto il DHEA dal cervello. Nell'uomo, invece, è stato riscontrato che livelli elevati e prolungati di alcol riducono i livelli di testosterone e di altri androgeni. Livelli costantemente elevati di alcol causano l'accumulo di alcaloidi tetraidroisochinolinici, che inibiscono la produzione di testosterone da parte delle cellule di Leydig nei testicoli. È stato riscontrato che gli alcaloidi tetraidroisochinolinici hanno la stessa potenza dell'ormone femminile estradiolo. Inoltre, interferiscono con la capacità del fegato di eliminare gli estrogeni dal corpo interferendo con il sistema del citocromo P-450 (la parte del fegato che si occupa dell'eliminazione degli estrogeni).

È stato dimostrato che le fermentazioni naturali sono molto più salutari per l'organismo umano: si tratta di vini e birre condizionate in bottiglia, soprattutto quelle che non contengono luppolo. La maggior parte degli studi ha dimostrato che uno o due bicchieri di alcol al giorno sono associati a livelli di salute più elevati. Se si va oltre, il livello di salute può iniziare a diminuire. L'uva possiede anche un'attività anti-aromatasi (che aiuta a prevenire la conversione del testosterone in estradiolo) e proprietà antiossidanti (che mantengono alta la vitalità delle cellule). I vini rossi contengono anche polifenoli, che sono eccezionalmente in grado di regolare l'impatto dei grassi sulla salute dell'organismo. Il contenuto di alcol è normalmente limitato a circa il 12%, in natura livelli superiori uccidono il lievito. È soprattutto quando il contenuto di alcol viene concentrato oltre questo livello (come nel caso delle bevande distillate), quando i lieviti vengono rimossi (contrastano molti degli effetti collaterali dell'ingestione di alcol, come la perdita di vitamine del gruppo B), o quando viene consumato in eccesso (come facciamo con lo zucchero o i grassi) che iniziano a manifestarsi gli effetti collaterali.

Pompelmo (Citrus paradisi)

Sono lieta di aver finalmente trovato una buona ragione per la mia lunga avversione al pompelmo. Attraverso una serie di vie (in particolare l'impatto sul sistema del citocromo P450 che scompone gli estrogeni nel fegato), il pompelmo interferisce con la rimozione degli estrogeni dal corpo, aumentando i livelli complessivi di estrogeni. Dovrebbe essere evitato dagli uomini che seguono un protocollo di potenziamento degli androgeni.... . beh, probabilmente da tutti gli uomini.

ALTRE COSE DA EVITARE

Esistono diverse sostanze che interferiscono con la rimozione degli estrogeni dall'organismo maschile. (In sostanza, aumentano i livelli di estrogeni inibendo l'enzima P450 di fase I del fegato che scompone gli estrogeni). Se state lottando con un rapporto androgeni/estrogeni alterato, è importante capire che queste sostanze possono avere un forte impatto sui livelli di estrogeni.

- Antinfiammatori: ibuprofene, ketoprofene, diclofenac, acetaminofene, aspirina, propoxyphene.

- Antibiotici: sulfamidici, tetracicline, penicilline, cefazoline, eritromicine, floxine, isoniazide

- Antimicotici: miconazolo, itraconazolo, fluconazolo, ketoconazolo Statine (farmaci che abbassano il colesterolo): lovastatina, simvistatina

- Antidepressivi: fluoxetina, fluvoxamina, paroxetina, sertralina

- Antipsicotici: clorpromazina, aloperidolo

- Farmaci per il cuore e la pressione sanguigna: propranololo, chinidina, amiodarone (inibisce anche la produzione di testosterone), warfarin, metildopa.

- Bloccanti dei canali del calcio: antiacidi, omeprazolo, cimetidina

CAPITOLO 8

Migliorare la sessualità maschile

Il numero di spermatozoi rilasciati in una singola eiaculazione di un uomo è 175.000 volte superiore al numero di ovuli che una donna produce in tutta la sua vita. Può essere superiore al numero di abitanti del Nord America: centinaia di milioni.

LYN MARGULIS E DORIAN SAGAN,
DANZA MISTERIOSA

William Masters e Virginia Johnson hanno condotto alcuni dei primi studi approfonditi sulla sessualità nella seconda metà del XX secolo. Una scoperta è importante per comprendere la natura della nostra sessualità come uomini. Si tratta del fatto che i neonati maschi, nel grembo materno, hanno erezioni regolari, così come i neonati maschi dopo la nascita. La nostra sessualità è parte di noi come il respiro, il bisogno di cibo, il bisogno di amore. Attraverso di essa, impariamo uno dei modelli più profondi incorporati in quasi tutte le forme di vita sulla Terra. Attraverso di essa, possiamo anche sperimentare la gioia di unirci a un altro essere umano in uno degli atti più intimi e piacevoli mai conosciuti. Ma questa sessualità profondamente radicata nell'uomo si espande verso l'esterno e diventa molto più di una semplice forma di procreazione umana, di piacevole condivisione o di profonda intimità. La nostra vitalità sessuale scorre in tutto ciò che facciamo, infonde il nostro lavoro, ci aiuta a creare nuove forme di lavoro, gioco e intimità. È un elemento essenziale della nostra risposta al tocco del mondo su di noi ed è intimamente connessa alla nostra capacità di immaginazione. La ricerca ha dimostrato che il testosterone è un'importante sostanza chimica neurale, non solo un ormone sessuale. Ha molti effetti sul sistema nervoso centrale e sul funzionamento del cervello. Agli uomini piace guardare le donne, in parte, perché questo stimola immediatamente la loro produzione di testosterone, che stimola la loro immaginazione, che stimola altro testosterone, che stimola ... beh, non finisce qui. . beh, il discorso non finisce qui.

Questo aumento della vitalità maschile si ripercuote su tutto ciò che l'uomo fa durante la giornata. L'agilità fisica aumenta, i livelli di energia vengono potenziati e il cervello, infuso di enormi quantità di testosterone, diventa mentalmente più vigile e fantasioso. Uno studio condotto nel 1974 presso l'Istituto Max Planck in Germania ha rivelato che tre quarti degli uomini a cui è stato mostrato un film leggermente erotico hanno registrato un aumento significativo dei livelli ematici di testosterone. In un altro studio è stato riscontrato che questi alti livelli di testosterone, non a caso, aumentano la resistenza e l'immunità a molte malattie. C'è un motivo per cui gli uomini sono biologicamente portati a guardare coloro che considerano sessualmente attraenti: stimola la produzione di testosterone nel corpo e nel cervello.

Quando i livelli di androgeni si abbassano o il rapporto androgeni/estrogeni è troppo sbilanciato, molte cose ne risentono. Molti dei problemi sessuali che affliggono gli uomini possono essere direttamente ricondotti agli elevati livelli di sostanze chimiche estrogeniche presenti nell'ambiente. Oltre ai bassi livelli di testosterone libero e agli squilibri nel rapporto androgeni/estrogeni, i problemi più comuni sono l'infertilità, la disfunzione erettile o impotenza, la prostatite e l'iperplasia prostatica benigna (IPB).

Molte delle piante già trattate in questo libro sono utili per queste condizioni, altre sono specifiche. Quanto più sani sono i testicoli, le surrenali, la ghiandola prostatica e il sistema circolatorio, tanto migliore è la salute sessuale dell'uomo e più energica è la produzione di androgeni.

INFERTILITÀ

In generale, l'*infertilità* negli uomini si riferisce a un basso numero di spermatozoi (oligospermia) o a spermatozoi in coma, la cui motilità o movimento è compromesso. Esistono numerose piante, integratori e alimenti che si sono rivelati utili per queste condizioni, molti dei quali sono stati oggetto di studi o sperimentazioni cliniche.

Ci sono quattro piante e una combinazione di piante medicinali che sembrano essere le più efficaci nel promuovere la produzione e la motilità degli spermatozoi. Si tratta del cinorrodo cinese, del tribulus, della spermatica e del ginseng.

Cure naturali per l'infertilità

Dosaggio consigliato per due-sei mesi:

Cinese: Tè al giorno

Tribulus: 250 mg tre volte al giorno

Speman: Due compresse tre volte al giorno

Tintura di ginseng Panax e Tienchi: Fino a ⅓ tsp. al giorno

L-carnitina: Da 500 a 1000 mg al giorno

L-arginina: da 500 a 3000 mg al giorno

Vitamina C: da 500 a 1000 mg al giorno

Zinco: da 20 a 40 mg al giorno

Vitamina B: integrare quotidianamente

Corniolo cinese (Cornus officinalis)

Famiglia: Cornaceae

Parte utilizzata: Frutto

Collezione e habitat: Il cinorrodo cinese, chiamato anche corniolo giapponese, è un albero ornamentale, molto simile ai cinorrodi americani. Cresce naturalmente in tutta la Cina orientale e in Giappone ed è stato piantato come ornamento in gran parte del resto del mondo. I frutti vengono raccolti quando sono maturi. Dovrebbe avere un colore arancione e un sapore aspro, un po' come un incrocio tra un mirtillo rosso e una caramella gommosa all'arancia.

Azioni: Il frutto del corniolo cinese, chiamato *Fructus corni* o Shan zhu yu nella medicina cinese, è stato usato per diverse migliaia di anni come tonico/stimolante per i reni/sistema urinario e come tonico per il sistema riproduttivo maschile. La corteccia è febbrifuga (abbassa la febbre) e viene spesso usata per la malaria. Anche la corteccia di molte altre specie di cinorrodi viene utilizzata per le patologie malariche; tuttavia, in questa specie, sono i frutti a essere preferiti.

Il frutto viene solitamente essiccato e utilizzato come tè per: impotenza, mancanza di desiderio sessuale, incontinenza, minzione frequente, acufeni, vertigini, perdita di capelli, artrite e diabete. È interessante notare che questa serie di problemi fisici sono tutti associati a livelli di testosterone ridotti o alterati e a una cattiva circolazione sanguigna, a sua volta legata a livelli di androgeni alterati.

Informazioni sul corniolo cinese: Molti botanici considerano il cinorrodo cinese molto simile al cinorrodo americano *(Cornus florida)* e alcuni praticanti considerano le due specie intercambiabili dal punto di vista medico. Tuttavia, gli unici studi specifici sulla motilità dello sperma sono stati condotti sulla specie asiatica.

L'attuale interesse per la pianta è stato stimolato dal suo uso da diverse migliaia di anni come agente di fertilità maschile, di solito sotto forma di tè, sia in Giappone che in Cina. Sebbene limitati, gli studi occidentali condotti sul cinorrodo sono molto promettenti. Il consumo regolare di un infuso (un tè forte) di frutti di cinorrodo ha costantemente migliorato la motilità degli spermatozoi, aumentandone il movimento fino al 68%. Un particolare componente chimico del frutto (ancora identificato solo come C4) è stato isolato ed è risultato essere il più potente, aumentando la motilità del 120%. Altri studi hanno rilevato che il cornus aumenta il flusso sanguigno ai reni e alla milza e che il frutto potenzia le difese antiossidanti del tessuto endoteliale vascolare del cuore.

Dosaggio consigliato: Preparare un infuso lasciando in infusione 1 grammo di frutta secca in una pinta di acqua calda per venti minuti. Iniziare con 1 tazza al giorno e aumentare lentamente a 3 al giorno entro la fine di una settimana. Se si desidera, aggiungere del miele; l'erba è piuttosto aspra.

Il Cornus può essere un po' difficile da trovare. Internet e i fornitori di erbe cinesi sono le fonti migliori. Per i fornitori, consultare la sezione Risorse del libro.

Controindicazioni ed effetti collaterali: Non utilizzare in caso di presenza di sangue nelle urine o di minzione dolorosa.

Interazioni tra erbe e farmaci: Nessuna conosciuta.

Tribulus (Tribulus terrestris)

Informazioni sul Tribulus: Il Tribulus è stato ampiamente trattato nel capitolo 4. Si rimanda a quel capitolo per ulteriori dati sulla pianta. Qui includo solo il materiale che riguarda direttamente l'infertilità.

Specifiche per l'infertilità: Ogni testicolo contiene circa cinquecento tubuli somniferi contorti che, se disposti da un capo all'altro, si estenderebbero per 750 metri. All'interno di questi tubuli si trovano le cellule del Sertoli che producono sia la proteina legante gli androgeni sia lo sperma. La proteina legante gli androgeni richiama il testosterone e il DHT ovunque si trovi per concentrare gli androgeni in un luogo specifico. Si concentra nelle cellule del Sertoli e nell'epididimo, la lunga struttura nella parte posteriore di ciascun testicolo. Le cellule del Sertoli impiegano sessantaquattro giorni per produrre spermatozoi, a intervalli di sedici giorni. Le cellule spermatiche immature, chiamate spermatogoni, maturano in sequenza in spermatociti, spermatidi e quindi in spermatozoi (alias spermatozoi).

Il tribulus è specifico per le cellule del Sertoli e del Leydig dei testicoli. Induce l'ipotalamo a rilasciare più ormone luteinizzante (che stimola le cellule di Leydig a produrre più testosterone), aumenta la densità delle cellule di Leydig (creando così un maggior numero di cellule che producono testosterone), aumenta i livelli di proteina legante gli androgeni, che aumenta la quantità di testosterone e DHT nelle cellule del Sertoli e nell'epididimo (aumentando l'efficienza della maturazione degli spermatozoi), aumenta il numero di spermatogoni e la trasformazione degli spermatogoni in spermatociti e spermatidi. Ciò si traduce in una maggiore fertilità negli uomini che assumono l'erba.

Come discusso in precedenza nel capitolo 4, gli studi clinici hanno rilevato che dal 50 all'80% degli uomini che utilizzano preparazioni standardizzate di tribulus sperimentano un miglioramento significativo della produzione e della motilità degli spermatozoi. Uno studio ha rilevato che l'assunzione di 500 mg tre volte al giorno per sessanta giorni ha aumentato significativamente la produzione di sperma negli uomini con diagnosi di oligozoospermia idiopatica (uomini che *non* presentano spermatozoi nel liquido seminale senza una causa riconoscibile). Libido, erezione, eiaculazione e orgasmo sono aumentati significativamente nell'80% degli uomini. Un altro studio, in doppio cieco e controllato con placebo, ha mostrato un aumento significativo della motilità degli spermatozoi con una corrispondente diminuzione degli spermatozoi immotili. Numerosi altri studi hanno mostrato risultati simili. È stato riscontrato che il tribulus aumenta i livelli di ormone leutenizzante, ormone follicolo-stimolante (FSH), DHEA e, cosa interessante, estradiolo nelle donne e testosterone negli uomini, ma non viceversa. Ciò indica che si tratta di un adattogeno e tonico generale del sistema riproduttivo, piuttosto che specifico per il genere.

Dosaggio consigliato: Il Tribulus è disponibile con diversi nomi di marca, tra cui Tribestan, Trilovin, Libilov e così via, e può essere facilmente reperito su Internet e in molti negozi di alimenti naturali. Il dosaggio abituale per l'infertilità è compreso tra 250 e 500 mg al giorno per due o tre mesi (o secondo le indicazioni).

I frutti stessi possono anche essere utilizzati (come avviene tradizionalmente da millenni) come infuso o decotto dei frutti in polvere: da 1,5 a 3 g al giorno.

Effetti collaterali e controindicazioni: La pianta in sé non è nota per provocare reazioni avverse nelle persone e non ci sono controindicazioni note all'uso. Le pecore e le capre, tuttavia, non rispondono bene all'erba. Occasionalmente la pianta può essere infettata da un fungo durante la conservazione. Questo problema può essere evitato se si raccoglie la pianta personalmente o se si acquista una preparazione commerciale standardizzata.

Interazioni tra erbe e farmaci: Nessuna conosciuta.

Speman

Speman è una combinazione di erbe da tempo utilizzata nella pratica tradizionale indiana (ayurvedica). Contiene: *Orchis mascula* (65 mg), *Lactuca scariola* (16 mg), *Hygrophila spinosa* (32 mg), *Mucuna pruriens* (16 mg), *Parmelia parlata* (16 mg), *Argyeia speciosa* (32 mg),

Tribulus terrestris (32 mg), *Leptandenia reticulata* (16 mg) e suvarnavang (oro mosaico, 16 mg). Numerosi studi clinici ne hanno esplorato l'uso in un'ampia varietà di condizioni, tra cui l'oligospermia (basso numero di spermatozoi), l'oligozoospermia (assenza di spermatozoi nell'eiaculato), l'astenospermia (mancanza di eiaculato), la necrozoospermia (sperma morto), la prostatite e l'IPB. Circa la metà degli uomini che assumono speman mostra un aumento significativo del numero e della motilità degli spermatozoi; molte delle loro mogli successivamente concepiscono.

Gli studi clinici hanno incluso da un minimo di ventuno uomini a un massimo di seicento. In un solo esempio, a 307 uomini di età compresa tra i ventidue e i quarantacinque anni sono state somministrate 2 compresse di Speman tre volte al giorno per tre mesi. Dopo tre mesi, la metà delle coppie ha concepito. In diversi studi clinici, Speman è risultato efficace anche nel trattamento di persone affette da prostatite e iperplasia prostatica benigna.

La speman è stata utilizzata anche in vivo e si è visto che stimola l'attività sessuale dei topi e protegge i testicoli, l'epididimo e le surrenali dei topi dall'avvelenamento da cadmio. Questo è interessante in quanto la speman mostra un effetto protettivo e tonico generale sul sistema riproduttivo maschile. Corregge gli squilibri ma previene anche i danni futuri.

Dosaggio e disponibilità consigliati: Due compresse tre volte al giorno per tre mesi, da ripetere se necessario. Ampiamente disponibile su Internet presso i fornitori ayurvedici.

Effetti collaterali e controindicazioni: Meno dell'1% delle persone che assumono Speman lamenta vertigini di breve durata, che sono l'unico effetto collaterale noto.

Interazioni tra erbe e farmaci: Al momento la letteratura non ne riporta alcuna.

Ginseng asiatico (*Panax ginseng*)

Informazioni sul ginseng asiatico: in numerosi studi è stato dimostrato che questa specie aumenta la produzione di sperma. Se ne parla dettagliatamente nel capitolo 4, a partire da pagina 34. Per informazioni più dettagliate si rimanda a quel capitolo.

Dosaggio consigliato: Il ginseng asiatico può essere assunto sotto forma di compresse, da 1 a 9 g al giorno, o come tintura. La tintura si prepara 1:5 in alcol al 70%. Il dosaggio normale (americano) è: 5-20 gocce al giorno di tintura di ginseng kirin (rosso scuro) e 20-40 gocce al giorno di ginseng bianco. Gli asiatici lo consumano spesso in dosi molto più elevate. **Nota:** per la sostituzione degli androgeni si deve usare il ginseng asiatico e *non quello* americano. In genere preferisco combinare il ginseng asiatico con il ginseng tienchi (vedi elenco successivo). Io uso una combinazione di tienchi (tintura 1:5, 70% di alcol) e ginseng asiatico, metà e metà, assumendo 1/3 di cucchiaino al giorno in acqua.

Disponibilità: Il ginseng asiatico in molte forme è ampiamente disponibile nei negozi di alimenti naturali e su Internet.

Effetti collaterali e controindicazioni: Il ginseng può essere piuttosto stimolante e all'inizio dovrebbe essere usato in piccole dosi, aumentando il dosaggio una volta che ci si è abituati. A volte può causare ipertensione, soprattutto con dosi elevate e prolungate, ed è controindicato per chi ha la pressione sanguigna estremamente elevata. Può essere usato con cautela nell'ipertensione lieve e con attenzione nell'ipertensione moderata. Un uso eccessivo e prolungato può causare insonnia, tensione muscolare, mal di testa e talvolta palpitazioni. Se assunto prima di coricarsi, può causare difficoltà a dormire. Poiché influisce sui livelli di androgeni e di testosterone, non deve essere utilizzato dagli uomini adolescenti.

Interazioni erbe/farmaci: Evitare l'uso del ginseng con warfarin (Coumadin), fenelzina (Nardil), digossina (Lanoxin) o aloperidolo (Haldol). Evitare farmaci ipoglicemizzanti, anticoagulanti e stimolanti surrenalici. Occorre prestare cautela nell'uso con gli inibitori delle MAO. Il ginseng può bloccare l'azione antidolorifica della morfina.

Ginseng Tienchi (*Panax notoginseng*)

Informazioni sul tienchi: in diversi studi è stato dimostrato che il ginseng tienchi aumenta la produzione di sperma. Se ne parla in dettaglio nel capitolo 4, a pagina 39. Per informazioni più dettagliate si rimanda a quel capitolo.

Dosaggio consigliato: Tinture 1:5 30 gocce (ovvero 1,5 ml o ⅜ cucchiaino) tre volte al giorno. In condizioni di grave esaurimento, può essere aumentata fino al doppio della dose, ma gli effetti collaterali devono essere monitorati. **Nota:** per la salute maschile, come agente antifatica e per il potenziamento del testosterone, preferisco combinare il ginseng tienchi con il ginseng asiatico. In genere uso una combinazione di tienchi (tintura 1:5, 70% di alcol) e asiatico, metà e metà, assumendo 1/3 di cucchiaino al giorno.

Effetti collaterali e controindicazioni: Sebbene non sia comunemente noto, il tienchi, in una piccola percentuale di utilizzatori, può produrre reazioni allergiche. In genere, queste si manifestano con una sorta di eruzione cutanea: orticaria, papule rosse, prurito cutaneo, pelle arrossata. Molto raramente possono verificarsi lievi anafilassi, dolore o gonfiore addominale o diarrea. Si tratta di casi rari, circa diciannove, segnalati su milioni di utenti.

Dosi elevate di questa erba possono causare nervosismo, insonnia, ansia, dolore al seno, cefalea, ipertensione, insonnia e irrequietezza. La pianta è un'erba corticosteroidogenica, cioè stimola la produzione di steroidi catabolici come l'adrenalina e il cortisolo da parte delle ghiandole surrenali.

L'uso del ginseng tienchi deve essere interrotto almeno sette giorni prima dell'intervento chirurgico perché può abbassare i livelli di glucosio nel sangue e può agire come fluidificante del sangue. Non deve essere usato durante la gravidanza perché i suoi componenti possono passare dal latte materno ai bambini che allattano. (Queste condizioni si risolvono con l'interruzione dell'erba). Non dovrebbe essere usata dagli uomini adolescenti a causa dei potenziali conflitti androgeni.

Interazioni erbe/farmaci: Non utilizzare con agenti che diluiscono il sangue o con il warfarin (può diminuire l'efficacia di questi farmaci). Può e probabilmente aumenterà gli effetti degli stimolanti simili alle anfetamine, compresa la caffeina. Non usare con l'aloperidolo, un antipsicotico, perché potrebbe esagerare gli effetti del farmaco. Tienchi può bloccare gli effetti della morfina e il suo uso con gli inibitori delle MAO, come la fenelzina, può causare sintomi come mal di testa, episodi maniacali e tremori.

Esistono cinque integratori per l'infertilità che si è scoperto aiutano la produzione di sperma negli uomini. Si tratta di arginina, carnitina, complesso vitaminico B, vitamina C e zinco. **Nota: la L-arginina e la L-carnitina, a differenza dell'arginina e della carnitina, sono forme naturali di queste sostanze e non prodotti farmaceutici sintetici.** Quando acquistate gli integratori, assicuratevi di comprare la forma L della carnitina e dell'arginina, perché sono più efficaci.

L-arginina

È stato riscontrato che la L-arginina, un aminoacido normalmente presente nell'organismo, in alcuni casi migliora significativamente la motilità e il numero di spermatozoi. L'arginina è un aminoacido essenziale, necessario per la replicazione delle cellule e quindi un nutriente importante per la produzione di sperma. È una fonte naturale di ossido nitrico, fondamentale per l'erezione (vedere la sezione Disfunzione erettile, pagina 108). Uno studio ha dimostrato un raddoppio del numero di spermatozoi in due settimane con l'uso di L-arginina. In un altro, il 74% di 178 uomini con un basso numero di spermatozoi ha mostrato un aumento significativo della motilità e della produzione di sperma. Quest'ultimo studio ha utilizzato 4 g di L-arginina al giorno.

Dosaggio consigliato: Assumere una o due capsule da 500 mg fino a tre volte al giorno. L'arginina è presente in grandi quantità nel polline di pino, nei semi di girasole, nelle noci brasiliane, nelle mandorle, nelle arachidi, nelle lenticchie, nei fagioli e nella soia. L'assunzione di quantità elevate nella dieta può contribuire ad aumentare i livelli di arginina nell'organismo.

Effetti collaterali: La L-arginina deve essere evitata in caso di herpes zoster o herpes perché può esacerbare l'insorgenza di queste patologie. Di solito non provoca l'insorgenza di un'epidemia, ma i virus esistenti possono utilizzare l'arginina per aumentare la loro replicazione. La L-arginina può anche influire sui livelli di zucchero nel sangue e i diabetici dovrebbero assumerla solo sotto la supervisione di un medico.

L-carnitina

L'epididimo, la struttura oblunga collegata alla parte posteriore dei testicoli, è la prima parte dei dotti escretori dei testicoli e, come lo sperma, contiene quantità estremamente concentrate di L-carnitina. Bassi livelli di L-carnitina causano direttamente una bassa motilità e produzione di spermatozoi. L'aumento dei livelli di L-carnitina aumenta immediatamente la motilità degli spermatozoi: più alti sono i livelli, più alta è la motilità. In uno studio è stato riscontrato che l'assunzione di 1000 mg di L-carnitina tre volte al giorno per tre mesi ha aumentato il numero e la mobilità degli spermatozoi in trentasette dei quarantasette uomini che ne hanno fatto uso.

Dosaggio consigliato: Da 500 a 1000 mg tre volte al giorno.

Complesso vitaminico B

È stato dimostrato che alcune vitamine del gruppo B svolgono un ruolo sia nella sessualità che nel numero di spermatozoi. La carenza di B_{12}, ad esempio, provoca una riduzione del numero di spermatozoi e della motilità. Alcuni studi hanno dimostrato un aumento significativo del numero e della motilità degli spermatozoi quando agli uomini sono stati somministrati da 1000 a 6000 mcg di B_{12} al giorno.

La niacina, un'altra vitamina B, può produrre una vampata di calore sulla pelle molto simile a quella che molte persone avvertono durante il sesso. Si verifica una dilatazione dei capillari e dei vasi sanguigni e un aumento del flusso sanguigno in tutto il corpo. Studi in vivo condotti su stalloni hanno dimostrato che la vitamina B niacina aumenta la loro capacità di raggiungere l'orgasmo. Molte persone che la assumono riferiscono anche un maggiore piacere del sesso. È stato dimostrato che la vitamina B_5 aumenta la resistenza e la capacità di sopportazione e ha forti effetti sul mantenimento in salute delle ghiandole surrenali, fonte della maggior parte del DHEA dell'organismo. È stato dimostrato che la colina, un altro membro della famiglia delle vitamine B, esercita forti effetti sul sesso. La colina è coinvolta nella produzione di acetilcolina, il principale neurotrasmettitore che invia segnali dal cervello ai sistemi muscolari di tutto il corpo. Alcuni studi hanno indicato che l'integrazione di colina aumenta la reattività sessuale, i livelli di interesse e la resistenza. È importante assumere regolarmente una buona formula di complesso B; si consiglia di aggiungere anche 1000-6000 mcg di B_{12}.

Vitamina C

È stato riscontrato che la vitamina C promuove direttamente la salute e la motilità degli spermatozoi. La vitamina C alimentare svolge un ruolo significativo nella protezione degli spermatozoi dai danni al DNA. In uno studio, la vitamina C alimentare è stata ridotta a 5 mg al giorno da 250 mg. Il numero di spermatozoi con danni al DNA è aumentato del 99%, mentre i livelli di acido ascorbico nel liquido seminale sono diminuiti del 50%. È stato inoltre riscontrato che la vitamina C aumenta la motilità degli spermatozoi nei fumatori (che tendono ad avere una motilità inferiore). L'assunzione giornaliera di 200-1000 mg di vitamina C può aumentare la motilità e la produzione di spermatozoi e ridurre l'agglutinazione o l'aggregazione degli spermatozoi. (Se più del 25% degli spermatozoi si agglomera, la fertilità è gravemente compromessa). In uno studio, al termine di ventuno giorni, la quantità di spermatozoi agglutinati negli uomini che assumevano vitamina C era scesa all'11%. Alla fine dei sessanta giorni, tutte le donne i cui uomini assumevano vitamina C avevano concepito, mentre nessuna del gruppo placebo lo aveva fatto. La vitamina C aumenta anche la produzione di testosterone e migliora il sistema P450 del fegato, che elimina gli estrogeni in eccesso.

Preferisco assumere la vitamina C sotto forma di polvere effervescente, non acida, in acqua; è un po' come l'Alka-Seltzer. È molto più facile da assumere in questo modo e viene assimilata dall'organismo molto più velocemente.

Dosaggio consigliato: Assumere da 500 a 1000 mg al giorno.

Effetti collaterali: La vitamina C può causare disturbi di stomaco, flatulenza e diarrea se assunta in quantità. Spesso viene prescritta "t.b.t." o "t.b.d.", che significa "a tolleranza intestinale" o "a dose intestinale". Non appena l'organismo assume una quantità sufficiente di vitamina C, ne espelle il resto. Per assumere la vitamina C t.b.t., assumetela fino alla comparsa dei sintomi e poi diminuitela leggermente. Questa è la dose di tolleranza intestinale.

Zinco

Ogni volta che un uomo eiacula, consuma 5 mg di zinco. Lo zinco è altamente concentrato sia nello sperma che nel liquido seminale, e l'eiaculazione frequente può portare a una deplezione di zinco, soprattutto se la dieta è povera. La carenza di zinco negli uomini provoca una riduzione della libido, bassi livelli di testosterone e un basso numero di spermatozoi. I livelli di zinco sono solitamente bassi negli uomini infertili con un basso numero di spermatozoi. L'aumento dei livelli di zinco nell'organismo può avere un effetto immediato e potente sulla motilità degli spermatozoi, sulla produzione e persino sui livelli di testosterone nel sangue. Numerosi studi hanno dimostrato che l'integrazione di zinco influisce immediatamente e in modo significativo sulla motilità e sulla produzione di sperma. Anche nei casi di infertilità di lunga data (più di cinque anni), lo zinco può avere un effetto fortemente positivo entro due mesi. In uno studio, il 40% delle mogli degli uomini ha ottenuto una gravidanza entro due mesi dall'assunzione regolare di zinco.

Dosaggio consigliato: Gli uomini sopra i quarant'anni dovrebbero assumere da 20 a 40 mg al giorno.

Alimenti per l'infertilità
Esistono diversi alimenti che si ritiene contribuiscano ad aumentare il numero di spermatozoi maschili: gli anacardi orientali, l'aglio e le ostriche.

Anacardi orientali **(*Semecarpus anacardium o Anacardium occidental*)**

Famiglia: Anacardiaceae

Parti utilizzate: La noce, anche se il frutto (delizioso) e il succo del frutto sono stati usati anche a scopo medico.

Raccolta e habitat: L'anacardo orientale cresce in tutta l'India e in alcune zone della Cina. Produce un ricettacolo carnoso, spesso chiamato mela, all'estremità del quale cresce la noce a forma di rene. La noce è ricoperta da un guscio esterno, di colore cenerino, e da un guscio interno. Tra questi due gusci si trova un olio altamente caustico e infiammabile (l'albero è imparentato con l'edera velenosa). È necessario prestare estrema attenzione per evitare il contatto dell'olio con la pelle durante la raccolta e la lavorazione della noce.

Azioni: Nutritivo, tonico cardiaco, lievemente afrodisiaco.

Informazioni sull'anacardo orientale: in India, l'anacardo orientale è comunemente noto come noce "marcante" perché la linfa dell'albero (e talvolta il succo della noce) è stata tradizionalmente utilizzata per produrre un inchiostro indelebile. Nella medicina tradizionale ayurvedica, il nocciolo è considerato un nutriente, un tonico digestivo, un tonico cardiaco e uno stimolante respiratorio. Nella pratica Unani, viene utilizzato per la poliuria (eccessiva secrezione di urina), per migliorare la memoria e come afrodisiaco. Nella medicina popolare di tutto il mondo è comune trovare l'anacardo usato come leggero afrodisiaco e stimolante sessuale per gli uomini. È interessante notare che alcuni studi clinici cominciano a confermarlo.

Sono stati condotti due studi sull'uomo con l'anacardo orientale utilizzando il cotiledone, le prime foglie germogliate della noce in fase di germinazione. È stato preparato un infuso con 2,4 g di cotiledone essiccato, che è stato assunto da venti e trentadue uomini rispettivamente per quattordici e sessantotto settimane. Sono stati osservati miglioramenti nella fertilità, nella motilità dello sperma e nella produzione di sperma.

Dosaggio consigliato: Consumare la noce con la frequenza desiderata, come parte integrante della dieta.

Effetti collaterali e controindicazioni: Sensibilità alle noci. Per il resto non sono noti effetti collaterali o controindicazioni.

Aglio (Allium sativum)

Come già discusso nel capitolo 6, l'aglio ha una lunga reputazione come alimento di supporto sessuale per gli uomini. Ciò è in parte dovuto alla sua sicura capacità di ridurre l'ipertensione e migliorare il flusso sanguigno. L'aglio stimola anche l'intero sistema ormonale maschile, aumentando la produzione di testosterone e migliorando la libido. Vi sono anche indicazioni che migliora la produzione di sperma. Uno studio in vivo condotto su topi ha dimostrato un aumento significativo della produzione di sperma semplicemente aggiungendo succo d'aglio al loro cibo. Per questo e per molti altri motivi, ha senso aggiungere regolarmente e spesso l'aglio alla dieta.

Interazioni erbe/farmaci: Evitare l'assunzione di anticoagulanti, paracetamolo (acetaminofene) o clorpropamide.

Ostriche

Le ostriche sono state a lungo considerate un aiuto per il sesso. Il motivo è che le ostriche concentrano lo zinco ad alti livelli nel loro corpo. Lo zinco è forse il minerale traccia più essenziale per la produzione di sperma sano e uno dei minerali più importanti per la salute maschile. Cento grammi di ostriche contengono 150 mg di zinco. Mangiatele tutte le volte che volete.

Cose da evitare

L'olio di semi di cotone dovrebbe essere fortemente evitato dagli uomini con problemi di infertilità. Valgono anche le normali avvertenze sulle piante estrogeniche.

Olio di semi di cotone

È stato riscontrato che gli uomini che fanno regolarmente uso di olio di semi di cotone grezzo hanno un basso numero di spermatozoi e, se non smettono, finiscono per subire una totale incapacità dei testicoli di produrre sperma. Questo perché l'olio di semi di cotone contiene un potente composto anti-fertilità maschile chiamato gossipolo, che inibisce fortemente la produzione di sperma. Assicuratevi che tutto ciò che mangiate non contenga olio di semi di cotone (si trova spesso negli oli solidi da cucina).

Piante estrogeniche

Come discusso nell'ultimo capitolo, evitate la liquirizia, il cohosh nero e soprattutto il luppolo (come integratore o nella birra). Tutte queste sostanze possono interferire con la spermatogenesi (la creazione di spermatozoi). Le sostanze estrogeniche come il luppolo interferiscono con la produzione di FSH o ormone follicolo-stimolante. Negli uomini, l'FSH favorisce la funzione delle cellule di Sertoli dei testicoli, che a loro volta favoriscono molti aspetti della maturazione e della produzione degli spermatozoi. Qualsiasi sostanza che ne riduca la produzione causa un basso numero di spermatozoi.

DISFUNZIONE ERETTILE

Si stima che circa trenta milioni di uomini americani, circa un terzo della popolazione maschile sessualmente attiva, soffrano di una qualche forma di disfunzione erettile. Quando il Viagra è stato immesso sul mercato, il primo anno sono state effettuate un milione di prescrizioni, con un fatturato di un miliardo di dollari per il gigante farmaceutico Pfizer. L'uso continuato, tuttavia, ha portato anche al riconoscimento dei suoi effetti collaterali. Nel giro di cinque mesi, la Food and Drug Administration statunitense ha confermato che sessantanove persone che avevano fatto uso di Viagra erano morte; quarantasei dei decessi erano legati a malattie cardiovascolari, aggravate, secondo molti, dal farmaco. Sebbene il Viagra possa trovare spazio, esistono numerosi approcci naturali al trattamento dell'impotenza, la maggior parte dei quali ha pochi o nessun effetto collaterale. Uno dei vantaggi delle alternative naturali è che, a lungo termine, possono correggere le cause alla base di molte forme di problemi di erezione. Il Viagra non può, deve essere assunto per sempre (un problema comune con i farmaci).

Le cause della disfunzione erettile sono molteplici, ma quattro sono le più diffuse:

- estrogeni o estrogeno-mimetici presenti nell'ambiente o nella dieta

- farmaci (possono causare problemi di erezione)

- aterosclerosi dell'arteria peniena (arterie fondamentalmente intasate di grasso)

- livelli elevati di zucchero nel sangue dovuti al diabete, che causano un restringimento dei vasi sanguigni

Alcuni ricercatori e medici ritengono che circa la metà dei problemi di disfunzione erettile sia dovuta all'aterosclerosi. L'erezione dipende da un forte afflusso di sangue al pene e, in caso di cattiva circolazione alle estremità a causa dell'ostruzione delle arterie, l'apporto di sangue è spesso insufficiente a produrre un'erezione.

Se soffrite di disfunzione erettile, fate un controllo per verificare la presenza di livelli elevati di colesterolo e di diabete. Semplici test eseguiti in uno studio medico possono facilmente determinare la presenza di una di queste condizioni. Controllate anche gli effetti collaterali dei farmaci che state assumendo: alcuni di essi causano impotenza. A volte il problema è così semplice.

Cure naturali per la disfunzione erettile

Assumete le seguenti erbe e altre sostanze per due-sei mesi:

Ginkgo: Da 30 a 120 mg tre volte al giorno di erba standardizzata.

Tribulus: 250 mg due volte al giorno

Muira Puama: 250 mg tre volte al giorno

L-arginina: una o due capsule da 500 mg fino a tre volte al giorno.

L-fenilalanina: da 100 a 500 mg al giorno

L-tirosina: da 100 a 500 mg al giorno

L-colina: da 1 a 3 g al giorno

Zinco: da 20 a 40 mg al giorno

Ginkgo **(Ginkgo biloba)**

Famiglia: Ginkgoaceae

Parte utilizzata: Foglie

Raccolta e habitat: Il ginkgo è un albero originario dell'Asia (anche se cresceva in Nord America alcuni milioni di anni fa prima di estinguersi in quel continente) e oggi è stato piantato come ornamento in tutto il mondo. Le foglie vengono raccolte in autunno, quando dal normale verde diventano di un ricco color oro maturo.

Azioni: Il ginkgo è un vasodilatatore, rilassante, antinfiammatorio, antimicrobico e stimolante della circolazione cardiaca e cerebrale. Sono stati condotti numerosi studi sull'uso del ginkgo per stimolare la circolazione periferica e migliorare il flusso sanguigno nel cervello, nelle gambe e nel pene. Molti di questi studi sono stati condotti in doppio cieco, con placebo e crossover. Tutti hanno dimostrato l'efficacia del ginkgo.

Il ginkgo ha acquisito la sua moderna reputazione per aiutare i problemi di memoria che talvolta si verificano con l'invecchiamento. Numerosi studi clinici hanno dimostrato che stimola il flusso sanguigno nel cervello, contribuendo ad alleviare la dimenticanza e altri disturbi della memoria. Tuttavia, il ginkgo ha un raggio d'azione molto più ampio. È stato dimostrato che è molto efficace nel trattamento di malattie cardiache e ictus, insufficienza arteriosa periferica, malattie degli occhi e impotenza. In pratica, il ginkgo è efficace in tutti i punti del corpo in cui si verificano problemi dovuti a un flusso sanguigno insufficiente. Questo vale anche per l'insufficiente flusso sanguigno al pene. Da metà a tre quarti degli uomini che hanno partecipato a vari studi clinici hanno riacquistato la capacità di avere erezioni regolari dopo l'uso del ginkgo. In uno studio, a sessanta uomini che non avevano reagito alle iniezioni di papaverina (un potente stimolante erettile) sono stati somministrati 60 mg di ginkgo al giorno per dodici-diciotto mesi. Il flusso sanguigno è migliorato dopo sei-otto settimane di utilizzo e dopo sei mesi il 50% degli uomini aveva riacquistato la capacità di avere erezioni. Un altro studio ha esaminato l'uso di 80 mg di ginkgo tre volte al giorno da parte di cinquanta uomini con disfunzioni dovute a insufficienza arteriosa. Il gruppo è stato suddiviso in quelli che riuscivano a raggiungere l'erezione dopo l'iniezione di un farmaco (venti uomini) e quelli che non riuscivano (trenta uomini). Dopo sei mesi di utilizzo del ginkgo, i venti uomini del primo gruppo erano in grado di raggiungere l'erezione in modo indipendente, così come diciannove uomini del secondo gruppo. Un altro studio ha rilevato che dopo aver assunto ginkgo per nove mesi, il 78% degli uomini ha riportato un miglioramento significativo nella capacità di raggiungere l'erezione. È stato persino dimostrato che il ginkgo aiuta a ripristinare l'erezione quando la causa della disfunzione è dovuta a farmaci antidepressivi. *Per risolvere a lungo termine i problemi di erezione dovuti all'insufficienza arteriosa, il ginkgo è una delle erbe principali da utilizzare.* Per una gratificazione immediata a breve termine, sono più efficaci il potency wood e il tribulus.

Dosaggio consigliato: I costituenti attivi del ginkgo che aiutano sono considerati presenti in quantità insufficienti nella pianta intera, per cui in genere si suggeriscono estratti standardizzati o capsule che li concentrano. Per produrre un chilo di estratto standardizzato si utilizzano cinquanta chili di ginkgo. Di solito gli estratti contengono almeno il 24% di flavonglicosidi di ginkgo, che i ricercatori considerano il componente attivo della pianta.

Il dosaggio consigliato è di 60-240 mg al giorno. Il miglioramento è solitamente percepibile in due mesi, ma il ripristino della regolare capacità di erezione può spesso richiedere sei mesi di uso regolare. È stato riscontrato che l'efficacia del Ginkgo aumenta quando viene utilizzato insieme alla L-arginina e al magnesio.

Effetti collaterali e controindicazioni: Talvolta esiste una sensibilità ai preparati a base di ginkgo. Occorre prestare attenzione se si assumono farmaci antitrombotici. Non di rado, gli effetti collaterali possono includere lievi disturbi gastrointestinali o mal di testa e, molto raramente, reazioni allergiche della pelle. In dosi molto elevate, il ginkgo può causare diarrea, irritabilità e irrequietezza.

Interazioni tra erbe e farmaci: Il ginkgo non deve essere usato con anticoagulanti come l'aspirina e il warfarin. Interrompere l'uso sette giorni prima di un intervento chirurgico. Non utilizzare con diuretici tiacidi o trazodone.

Muira Puama **(*Ptychopetalum olacoides; P. uncinatum e P. guyanna sono considerati intercambiabili*)**

Famiglia: Olacaceae

Parti utilizzate: Si utilizzano tutte le parti dell'albero, più comunemente la corteccia.

Raccolta e habitat: La Muira puama, originaria dell'Amazzonia brasiliana, è un arbusto o un piccolo albero che raggiunge i 15 metri di altezza. Di solito la corteccia è usata a scopo medicinale; può essere raccolta quando serve.

Azioni: Afrodisiaco, antireumatico, antistress, antidisenterico, stimolante del sistema nervoso centrale, nervino, nevrastenico (aiuta la debilitazione nervosa e la mancanza di forza). Riduce i dolori nervosi, le paralisi nervose e gli stati di stress isterico.

Informazioni sulla Muira Puama: La muira puama (anche nota come legno della potenza) è originaria del Brasile e ha una lunga storia di utilizzo come afrodisiaco e stimolante dei nervi nella medicina sudamericana. È stata "scoperta" dal mondo occidentale a metà del XIX secolo ed è salita alla ribalta all'inizio del XX. Da allora è entrata regolarmente nella pratica medica in Inghilterra, Francia e Germania.

La Muira puama sembra possedere una forte attività antireumatica e tonica neuromuscolare, che aiuta ad alleviare i dolori muscolari e articolari. Tuttavia, i benefici principali nella disfunzione erettile sono dovuti al fatto che rilassa e calma fortemente il corpo (riducendo gli effetti dello stress sull'eccitazione sessuale e favorendo l'afflusso di sangue al pene). Questa azione stimola a sua volta l'eccitazione sessuale, l'erezione e l'attività del sistema nervoso centrale. Questi effetti sono stati confermati dall'uso e dalla sperimentazione clinica.

In uno studio clinico, a 262 uomini con scarsa libido e incapacità di mantenere o avere un'erezione sono stati somministrati da 1 a 1,5 g di estratto di muira puama. Dopo due settimane, il 62% degli uomini ha riscontrato un ritorno della libido e il 51% (132) ha notato un significativo aiuto nella funzione erettile. Un altro studio ha riscontrato benefici per gli uomini affetti da astenia sessuale (affaticamento, perdita di forza o mancanza di vitalità sessuale, tutti segni tipici di bassi livelli di testosterone o di squilibrio androgeni/estrogeni). Cento uomini che lamentavano impotenza o mancanza di libido, o entrambi, hanno preso parte allo studio e novantaquattro lo hanno completato. Il 66% delle coppie ha riferito un aumento significativo della frequenza dei rapporti sessuali, la stabilità dell'erezione è stata ripristinata per il 55% degli uomini, il 66% ha riferito una riduzione dell'affaticamento e il 70% un'intensificazione della libido. Molti uomini hanno riferito un miglioramento del sonno e un aumento dell'erezione mattutina.

Le ragioni dell'azione della muira puama sono sconosciute, tuttavia la pianta contiene una serie di steroidi vegetali come il beta-sitosterolo, che ha un'attività normalizzante e potenziante sull'attività ormonale maschile. L'erba ha mostrato gli effetti più forti quando la causa della disfunzione erettile non è psicosomatica ed è causata piuttosto da stanchezza e stress.

Dosaggio consigliato: La Muira puama è stata usata per centinaia di anni nella regione del Rio delle Amazzoni come tè per aiutare gli uomini con disfunzioni sessuali. Tuttavia, alcuni medici ritengono che la forma più efficace dell'erba sia la tintura, da 1 a 3 ml (¼-¾ di cucchiaino) due volte al giorno. La dose giornaliera suggerita per la polvere è di 1-2,5 g al giorno (circa ½ cucchiaino) o 1000-2500 mg di erba incapsulata.

Effetti collaterali e controindicazioni: Nessuna nota.

Interazioni erbe/farmaci: Nessuna attualmente nota.

Tribulus (Vite perforante)

Il Tribulus è trattato in dettaglio alla fine del capitolo 4. In diversi studi è stato ritenuto efficace per stimolare l'erezione. In uno studio condotto su sette uomini impotenti che hanno utilizzato una compressa standardizzata di tribulus da 250 mg, tre volte al giorno per due settimane, quattro di loro hanno sperimentato un miglioramento dell'erezione, compresa una durata prolungata dell'erezione dopo la cessazione del trattamento. Un altro studio condotto su cinquantatré uomini che hanno utilizzato tre compresse da 250 mg due volte al giorno per tre mesi ha mostrato miglioramenti significativi nella maggior parte degli uomini in termini di desiderio sessuale, erezione, eiaculazione e orgasmo. Tre studi su uomini diabetici con disfunzione erettile hanno rilevato un aumento dell'erezione e dei rapporti sessuali nel 60% dei casi. In un altro studio, il trattamento con tribulus per sole quattro settimane ha mostrato miglioramenti nell'erezione, nella durata del coito e nella soddisfazione post-coitale in cinquantasei uomini.

Parte dell'efficacia del tribulus è dovuta al fatto che è un potente ipotensivo, il che significa che abbassa la pressione sanguigna rilassando i vasi sanguigni. Inoltre, facilita l'azione dell'ossido nitrico e dell'acetilcolina nel pene e stimola la produzione di DHEA nell'organismo. Per saperne di più sul tribulus si veda anche la sezione precedente sull'infertilità.

Dosaggio consigliato: Assumere da 250 a 500 mg di erba standardizzata in compresse o capsule tre volte al giorno per due o tre mesi (o secondo le indicazioni).

Yohimbe (Pausinystalia yohimbe)

Nota: non amo questa erba perché ritengo che ci siano troppi potenziali effetti collaterali se usata senza una sufficiente conoscenza. La inserisco perché molte persone ne fanno uso e ritengo che gli effetti collaterali della pianta e la sua vasta gamma di interazioni erbe/farmaci debbano essere compresi.

Famiglia: Rubiaceae

Parte utilizzata: Corteccia dell'albero

Raccolta e habitat: **Lo** yohimbe è un albero africano che raggiunge i 30 metri di altezza ed è diffuso nell'Africa occidentale. La corteccia dei rami o delle sezioni del tronco viene raccolta al momento del bisogno ed essiccata per essere utilizzata.

Azioni: Antagonista alfa-2 adrenergico, stimolante del sistema nervoso centrale, vasodilatatore e stimolante dell'erezione.

Informazioni sullo yohimbe: lo yohimbe è la corteccia di un albero africano che da secoli viene utilizzato nella medicina tradizionale africana per febbri, lebbra, tosse, malattie cardiache e come anestetico locale. Poiché è in grado di dilatare i vasi sanguigni periferici, è stata utilizzata per la disfunzione erettile. La maggior parte degli studi clinici, tuttavia, è stata condotta utilizzando un componente isolato dello yohimbe chiamato yohimbina (cloridrato), disponibile solo su prescrizione medica con i marchi Yocon e Yohimex. È stato riscontrato che molti dei preparati da banco a base di erba di yohimbe contengono pochissima yohimbina, se non addirittura nessuna (che normalmente dovrebbe avere circa 7.000 parti per milione). Se decidete di usare questa erba, acquistatela solo da aziende erboristiche estremamente affidabili e usatela con cautela (vedi Effetti collaterali e controindicazioni).

Dosaggio consigliato: Tintura: Da 5 a 10 gocce tre volte al giorno. Corteccia di yohimbe in polvere: una o due capsule al giorno. Il dosaggio standardizzato della frazione isolata, la yohimbina cloridrato, è di 15-20 mg al giorno, anche se diversi studi hanno dimostrato che 40-45 mg al giorno possono essere un range più efficace.

Effetti collaterali e controindicazioni: NOTA: l'uso di questa erba è consigliato sotto la supervisione di un medico qualificato.

La maggior parte degli effetti collaterali qui elencati deriva dall'uso dell'estratto purificato di yohimbina. Alcuni di questi effetti collaterali sono dovuti a dosi estremamente elevate (più di 200 mg) somministrate per via orale o endovenosa. Gli effetti collaterali sembrano essere inevitabili quando i componenti delle piante vengono rimossi dal loro ambiente naturale. La maggior parte delle piante contiene numerosi altri componenti *la cui unica azione nota* è quella di contrastare gli effetti collaterali dei loro vicini più potenti. Sono stati condotti pochissimi studi sulla tossicità dello yohimbe rispetto alla tossicità della yohimbina purificata. Tuttavia, è necessario essere consapevoli di questi possibili problemi prima di prendere in considerazione l'uso di questa erba o della sua frazione isolata.

Gli effetti collaterali includono ansia, pressione sanguigna elevata, esantema (eruzioni cutanee), stati eccitatori, nausea, insonnia, tachicardia (battito cardiaco accelerato), tremori e vomito. Un sovradosaggio da moderato a estremo può causare salivazione, dilatazione estrema delle pupille, abbassamento della pressione sanguigna, disturbi cardiaci, allucinazioni e morte.

L'estratto di yohimbe e yohimbina non deve essere utilizzato da persone che soffrono di ansia, stati maniaco-depressivi, depressione, schizofrenia, disturbi di panico, disturbi nervosi, pressione bassa o alta, malattie cardiache, gravidanza, ulcera peptica o da persone che assumono numerosi farmaci (vedere Interazioni erbe/alimenti/farmaci qui sotto). Le monografie della Commissione E tedesca riportano, senza spiegazioni, che l'erba è controindicata nelle malattie epatiche e renali. Questa indicazione è stata comunemente ripetuta in vari testi, come il Physicians' Desk Reference for Herbal Medicines. Non sono riuscito a trovare una motivazione in letteratura.

Interazioni erbe/farmaci/alimenti: Ce ne sono molte. Anfetamine, cocaina, efedrina, epinefrina, clorpromazina, promazina, cloprotixene, fenossibenzamina e fentolamina possono aumentare la tossicità della yohimbina e presumibilmente dello yohimbe. La clonidina e la reserpina possono ridurre l'ansia causata dalla yohimbina e presumibilmente dalla yohimbe. Metoprololo, penbutololo e propranololo proteggono dalla tossicità della yohimbina negli studi sugli animali. Gli antidepressivi triciclici, tra cui l'imipramina, la clomipramina e l'amitriptilina, possono produrre ipertensione se assunti con la yohimbina e probabilmente con la yohimbe.

Lo yohimbe può ridurre l'assorbimento e la biodisponibilità della brimonidina, ma potenzia l'azione di bupropione e fluvoxamina. Non assumere yohimbe o yohimbina con fegato, formaggio, vino rosso o decongestionanti.

Tossicità: Una dose di 12 mg di yohimbe può indurre una crisi ipertensiva se assunta con antidepressivi triciclici. Una dose di 10 mg può indurre mania negli stati maniaco-depressivi. Una dose di 15 mg è stata associata a broncospasmo.

Integratori per la disfunzione erettile

Sono cinque gli integratori che si sono rivelati utili per la disfunzione erettile: L-arginina, L-fenilalanina, L-tirosina, L-colina e zinco.

L-arginina

La L-arginina è il precursore fisiologico per la formazione dell'ossido nitrico, di cui l'organismo ha bisogno per l'erezione. Durante l'eccitazione sessuale, l'organismo converte l'arginina in ossido nitrico e lo utilizza per generare l'erezione. L'ossido nitrico dilata e rilassa i vasi sanguigni del pene, consentendo loro di riempirsi di sangue e al pene di diventare eretto. Più un uomo è stimolato sessualmente, più velocemente l'arginina del corpo viene convertita in ossido nitrico. Se il corpo è povero di arginina, l'erezione può essere debole o inesistente. È stato dimostrato che aumentando l'integrazione di arginina si ottengono erezioni migliori e più durature. L'arginina è spesso utilizzata dagli allevatori per migliorare l'erezione di tori, galli e cavalli. Sempre più ricerche hanno dimostrato che anche gli uomini possono utilizzare questo integratore con risultati altrettanto buoni.

Dosaggio consigliato: Assumere una o due capsule di L-arginina da 500 mg fino a tre volte al giorno. Alcuni ricercatori suggeriscono di assumere da 6 a 18 g quarantacinque minuti prima del rapporto sessuale. Altri ritengono sufficienti dosi inferiori, comprese tra 1,5 e 3 g. L'assunzione dell'integratore poco prima del rapporto sessuale (entro 45 minuti) consente all'organismo di disporre di quantità sufficienti di L-arginina per generare un'erezione in risposta alla stimolazione. L'integrazione quotidiana porterà i livelli di arginina ad aumentare nel tempo. È opportuno aggiungere alla dieta alimenti che contengono arginina. (Vedere la sezione sull'infertilità).

Effetti collaterali e controindicazioni: La L-arginina deve essere evitata in caso di herpes zoster o herpes perché può esacerbare l'epidemia. La L-arginina di solito non dà inizio a un'epidemia, ma i virus esistenti possono utilizzarla per aumentare la loro replicazione. La L-arginina può anche influire sui livelli di zucchero nel sangue, quindi i diabetici dovrebbero assumerla solo sotto la supervisione di un medico.

L-fenilalanina e L-tirosina

Questi due aminoacidi sono precursori della L-dopa, che stimola l'erezione e il desiderio sessuale nelle persone che la assumono regolarmente. La maggior parte di queste persone è affetta da morbo di Parkinson, il cui organismo ha smesso di produrre L-dopa in quantità sufficiente. L'effetto collaterale principale degli integratori per gli uomini con il morbo di Parkinson sembra essere l'aumento della sessualità e la propensione ad afferrare le infermiere.

Dosaggio consigliato: Da 100 a 500 mg di ciascun integratore al giorno.

Effetti collaterali: Dosi elevate di questi integratori possono aumentare la pressione sanguigna, soprattutto se assunti insieme agli inibitori MAO. In caso di ipertensione, usare con cautela o sotto la guida di un medico.

L-colina

Numerosi studi hanno dimostrato che l'acetilcolina svolge un ruolo essenziale nella trasmissione degli impulsi nervosi dal cervello al pene durante l'eccitazione sessuale. Il tessuto del pene che si gonfia di sangue è ricco di acetilcolina e questa sostanza chimica svolge un ruolo essenziale, insieme all'ossido nitrico, durante l'erezione. La L-colina è oggi considerata un nutriente essenziale, necessario all'organismo per generare una quantità sufficiente di acetilcolina per la neurotrasmissione cerebrale e, soprattutto, fondamentale per l'eccitazione sessuale. Alcuni studi hanno dimostrato che l'assunzione di L-colina aumenta la capacità dell'organismo di generare erezioni.

Dosaggio consigliato: Da 1000 a 3000 mg (1-3 g) al giorno.

Effetti collaterali: Dosi elevate di L-colina possono causare rigidità o tensione muscolare nel collo o nelle spalle, cefalea tensiva o lieve diarrea. Alcuni medici suggeriscono di assumere la L-colina insieme alla vitamina $_{B5}$ (acido pantotenico), che stimola la salute e l'attività delle ghiandole surrenali e la produzione surrenale di ormoni maschili. Alcuni studi hanno rilevato che la combinazione di colina e vitamina B porta a erezioni più lunghe e piacevoli. Alcune aziende offrono combinazioni di vitamina $_{B5}$, colina e arginina.

Zinco

Poiché lo zinco è così intimamente legato alla salute sessuale degli uomini, è essenziale considerarne l'aggiunta regolare alla dieta. In un numero significativo di uomini con problemi di erezione è stata riscontrata una carenza di zinco. È essenziale per il mantenimento dei livelli di testosterone nell'organismo e per la salute e la vitalità dello sperma. Per ulteriori informazioni sullo zinco, consultare il capitolo 5 (pagina 62).

Dosaggio consigliato: Da 20 a 40 mg al giorno.

Alimenti per la disfunzione erettile

Ce ne sono quattro buoni: lo zenzero, l'aglio, le fave e l'occhio di bue.

Zenzero

Lo zenzero ha una lunga tradizione di utilizzo come afrodisiaco; nella medicina tradizionale cinese è considerato un tonico sessuale. La ricerca contemporanea ha dimostrato che ha un forte effetto nel prevenire o invertire l'aterosclerosi e stimola anche la circolazione periferica. Poiché l'aterosclerosi dell'arteria peniena è la causa della metà delle disfunzioni erettili degli uomini sopra i cinquant'anni, qualsiasi alimento in grado di ridurla o invertirla deve trovare posto nella dieta. Dosi consigliate: ogni giorno nella dieta, usare lo zenzero fresco grattugiato negli alimenti o nelle bevande; da 1 a 2 tazze di tè allo zenzero al giorno.

Aglio

Poiché l'aglio è così potente da ridurre l'aterosclerosi e quindi contribuire a migliorare il flusso sanguigno al pene, è opportuno includerlo abbondantemente nella dieta (vedi capitolo 6, pagina 82).

Fave e fagioli dell'occhio di bue

Un numero significativo di studi clinici dimostra che l'aggiunta alla dieta di alimenti ricchi di fibre solubili, in particolare di fagioli, regola i livelli di zucchero nel sangue. I fagioli in generale sono importanti, ma quando anche l'impotenza o la disfunzione erettile sono problemi, le fave sono fortemente indicate.

Le fave e i fagioli dall'occhio di bue (talvolta chiamati fagioli di velluto) contengono quantità significative di L-dopa, un'importante sostanza chimica pro-sessuale e precursore della dopamina. La L-dopa ha il noto effetto collaterale di aumentare l'interesse e l'attività sessuale in chiunque la assuma. È inoltre specifica per contribuire alla creazione di erezioni. Una quantità eccessiva può causare un'erezione spontanea e persistente (priapismo), che a volte può essere dolorosa. Sebbene nessuno dei due fagioli contenga una quantità tale da provocare il priapismo da solo, una quantità sana di questi fagioli può contribuire a stimolare l'erezione, aiutando al contempo a regolare la glicemia. Entrambi i fagioli sono noti come afrodisiaci, soprattutto il fagiolo occhio di bue, che è un afrodisiaco tradizionale nella medicina popolare panamense. I germogli di fava e di occhio di bue contengono livelli di L-dopa ancora più elevati dei fagioli e sono un'ottima aggiunta alle insalate. Questi fagioli sono reperibili in molti negozi di alimenti naturali e possono essere facilmente ordinati su Internet.

Porzione consigliata: Da 8 a 16 once di questi fagioli tre o più volte alla settimana.

Cose da evitare

Le piante estrogeniche, come già discusso, dovrebbero essere evitate, soprattutto il luppolo e le birre luppolate. Esaminare *tutti i* farmaci per determinare se possono causare impotenza.

IPERPLASIA PROSTATICA BENIGNA (BPH) E PROSTATITE

Nonostante i grandi progressi compiuti dalle scienze biologiche negli ultimi 50 anni, è piuttosto notevole che stiamo per entrare nel ventunesimo secolo e ancora non si conosce la funzione specifica della ghiandola prostatica. In effetti, la prostata è il più grande organo del corpo umano di cui non si conosce la funzione specifica.

DR. JOHN ISAACS, SCUOLA DI MEDICINA JOHN HOPKINS

La prostata, una ghiandola delle dimensioni di una noce che si trova appena sotto la vescica, avvolge l'uretra, il tubo attraverso cui scorre l'urina. Se la prostata si ingrossa, può interrompere il flusso dell'urina, come se fosse un tubo da giardino. Più si ingrossa, più il flusso di urina è lento e problematico. Quindi ... ci vuole un po' di tempo per urinare, il flusso è debole, l'urina continua a gocciolare per un po', ci vuole più spinta per svuotare la vescica e la vescica può svuotarsi solo parzialmente, rendendo necessari più viaggi in bagno, di solito nel cuore della notte (nicturia). Inoltre, il getto non è abbastanza forte da aprire completamente i piccoli lembi all'estremità del pene e il getto di urina fuoriesce in due direzioni. A prescindere dalla mira, mentre un getto finisce nel water, l'altro colpisce il muro, il pavimento o la tavoletta. Tua moglie e i tuoi amici iniziano a insistere che tu ti sieda per fare pipì. E prima era tutto così facile.

L'infiammazione e l'ingrossamento della prostata esistono da molto tempo. Per centinaia di anni sono stati accomunati in una condizione chiamata strangolamento, un termine delizioso e splendidamente descrittivo che indicava lo *strangolamento dell'*uretra, che causa la fuoriuscita dell'urina goccia a goccia. (Si riferiva anche alla minzione dolorosa, suppongo dall'espressione dei volti degli uomini quando cercavano di urinare).

Iperplasia prostatica benigna

Attualmente vi è un'enorme divergenza di opinioni sulla causa dell'IPB. Il pensiero medico convenzionale ritiene che il problema sia l'accumulo di diidrotestosterone (DHT) nella prostata. Quando il testosterone entra nella prostata, oltre il 95% di esso viene convertito in DHT dall'enzima 5-alfa reduttasi. Il DHT si lega fortemente ai recettori androgenici della prostata. Poiché è il DHT a stimolare la crescita della prostata quando i livelli di testosterone aumentano subito dopo la nascita e durante la pubertà, i medici sono giunti a credere che il DHT sia la causa della sua crescita nella mezza età. Questa prospettiva presenta una serie di problemi, il più evidente dei quali è che la crescita della prostata nella mezza età si verifica quando i livelli di testosterone nell'organismo iniziano a *diminuire,* non ad aumentare. La crescita della prostata all'inizio della vita si verificava solo durante l'aumento dei livelli di testosterone.

L'intervento medico standard per l'IPB prevede un duplice approccio. Il primo consiste nel rilassare le contrazioni della muscolatura liscia della prostata attraverso l'uso di farmaci alfabloccanti. Ciò consente all'urina di scorrere più liberamente e allevia alcuni dei sintomi dell'IPB. Il secondo intervento consiste nell'impedire la conversione del testosterone in DHT attraverso l'uso di bloccanti della 5-alfa reduttasi, di solito il farmaco Proscar (nome generico finasteride).

La finasteride è generalmente utile solo per gli uomini la cui prostata è gravemente ingrossata, dalle dimensioni di un pomodoro a quelle di un pompelmo, il che corrisponde generalmente allo stadio III o IV dell'IPB. Il farmaco deve essere assunto per almeno sei mesi prima che vi sia un'indicazione di efficacia e di solito per un anno per ottenere il massimo effetto. Il farmaco riduce la concentrazione di DHT nella prostata di circa l'80%, ma la prostata si riduce solo del 18% in meno della metà degli uomini dopo un anno di utilizzo. Solo da un terzo a due terzi degli uomini (a seconda degli studi) mostra un miglioramento dei sintomi.

La finasteride, in circa il 10% degli uomini, causa impotenza, diminuzione della libido e/o ingrossamento del seno. Inoltre, riduce i livelli di antigene prostatico specifico (PSA) che circolano nel sangue. L'*aumento dei* livelli di PSA indica la presenza di un tumore alla prostata in circa il 70% dei casi. Ciò consente ai medici di trattarlo prima che si diffonda ad altre parti del corpo. La finasteride interferisce con la creazione di PSA da parte delle cellule prostatiche normali, ma non con il PSA creato dalle cellule tumorali della prostata. Ciò significa che gli uomini che assumono il farmaco possono mostrare bassi livelli di PSA anche quando hanno il cancro. L'IPB è anche considerata un possibile indicatore precoce di un eventuale cancro alla prostata. Tuttavia, in almeno uno studio, è stato riscontrato che gli uomini che assumono finasteride hanno un rischio maggiore di cancro alla prostata.

Le ricerche iniziano tuttavia a indicare che la conversione del testosterone in DHT non è la causa dell'infiammazione della prostata. La crescita della prostata, che in giovane età dipende direttamente dal testosterone, ricomincia ad aumentare nella mezza età proprio nel momento in cui *i livelli di testosterone cominciano a diminuire*. Questa successiva diminuzione dei livelli di testosterone libero nell'organismo è amplificata dal contemporaneo aumento dei livelli di globulina legante gli ormoni sessuali (SHBG), che lega ancora di più il testosterone libero e fa scendere ulteriormente i livelli di testosterone nell'organismo. Solo per questo motivo, l'ipotesi che i livelli di DHT siano la causa dell'ingrossamento della prostata sembra sospetta. Diversi studi hanno addirittura dimostrato che gli uomini con prostata ingrossata non hanno livelli di DHT più elevati rispetto agli uomini senza ingrossamento della prostata. In effetti, i livelli di DHT negli uomini con IPB sono risultati leggermente inferiori a quelli degli uomini sani. Sono stati inoltre condotti studi approfonditi per verificare se gli uomini cinesi, che in genere presentano tassi di IPB inferiori rispetto agli uomini americani, abbiano anche una minore attività della 5-alfa reduttasi nella prostata. Gli studi, progettati per normalizzare le popolazioni per numerosi fattori, hanno rilevato che gli uomini cinesi e americani hanno gli stessi livelli di attività della 5-alfa reduttasi. I ricercatori hanno commentato che gli studi indicano che la causa dell'IPB è dovuta a fattori ambientali e dietetici, *non all'*attività della 5-alfa reduttasi. Qualcos'altro sta causando l'epidemia di ingrossamento della prostata negli uomini.

Prostatite

La prostatite (infiammazione della prostata) è diversa dall'iperplasia prostatica benigna (IPB), anche se entrambe vengono trattate quasi allo stesso modo con protocolli naturali. Per prostatite si intende un'infiammazione della ghiandola prostatica, mentre per IPB si intende una crescita anormale non maligna del tessuto prostatico. Normalmente grande come una noce, in caso di IPB grave la prostata può letteralmente crescere fino a raggiungere le dimensioni di un pompelmo. Il grado di crescita del tessuto prostatico e l'impatto sulla qualità della vita sono misurati dallo stadio I (lieve) allo stadio IV (grave). La prostatite di solito non è accompagnata dallo stesso grado di crescita della prostata che si osserva nell'IPB.

Nessuno sa perché si verifichi la maggior parte delle prostatiti, meno del 10% è causato da infezioni batteriche perché è difficile per i batteri penetrare nella prostata. Di solito quelli che lo fanno vengono immediatamente uccisi dal sistema immunitario dell'organismo, causando una condizione limitata e di breve durata, chiamata prostatite acuta. La prostatite batterica cronica si verifica quando i batteri non vengono uccisi, la loro popolazione viene solo ridotta e continuano a causare problemi. Entrambe le condizioni sono solitamente causate da un'infezione delle vie urinarie in cui, per una serie di motivi, l'urina rifluisce nella prostata, infettandola anch'essa. Questo problema può essere risolto utilizzando erbe e integratori per l'IPB e aggiungendo un antibatterico urinario come l'uva ursi. Se l'infezione batterica è grave, è necessario seguire il protocollo per l'infezione delle vie urinarie (vedi capitolo 6). Altre forme di prostatite (prostatite cronica e asintomatica) non hanno cause note. La prostata è solo leggermente infiammata, con o senza sintomi. Queste forme più comuni di prostatite rispondono molto bene agli stessi protocolli utilizzati per l'IPB.

GLI ESTROGENI E LA PROSTATA

Molto semplicemente, la prostata contiene due tipi di tessuti predominanti: quello stromale, composto principalmente da muscolo liscio e tessuti connettivi, e quello ghiandolare, composto principalmente da cellule epiteliali. Le cellule epiteliali secernono il liquido prostatico e sono anche la sede della maggior parte dei tumori della prostata. I tessuti stromali sono i tessuti che di solito si ingrandiscono durante l'IPB. (L'ingrossamento del tessuto ghiandolare che si verifica durante il cancro alla prostata può causare gli stessi sintomi dell'IPB. Entrambi i tipi di ingrossamento causano la chiusura dell'uretra).

I ricercatori stanno scoprendo che gli estrogeni e gli androgeni lavorano insieme nella prostata per regolarne la funzione. Le nuove scoperte mostrano che, mentre gli estrogeni influenzano direttamente i tessuti stromali, condizionano anche la risposta dei tessuti epiteliali agli androgeni. Quando i livelli di androgeni ed estrogeni, in particolare l'estradiolo, l'estrogeno più potente, si alterano, le prove suggeriscono che i tessuti della ghiandola prostatica iniziano a crescere in modo significativamente diverso.

Uno studio condotto in Giappone ha esaminato i livelli di testosterone totale, testosterone libero ed estradiolo negli uomini che hanno partecipato a un grande screening di massa per le malattie della prostata. Sebbene i livelli di testosterone libero e di testosterone totale siano risultati irrilevanti per la malattia della prostata, i livelli di estradiolo e il rapporto tra estradiolo e entrambi i tipi di testosterone sono risultati indicatori significativi della malattia della prostata. Più alto è il livello di estradiolo e più alto è il suo rapporto con il testosterone libero e il testosterone totale, più grande è risultata la prostata. Un altro studio condotto presso la Harvard Medical School ha confermato la ricerca giapponese quando ha rilevato che l'indicatore più significativo di IPB è il livello di estradiolo nel sangue. I ricercatori hanno infatti scoperto che il tessuto prostatico degli uomini affetti da IPB converte gli androgeni in estrogeni (principalmente estradiolo) a livelli estremamente elevati rispetto al tessuto prostatico sano. Ciò indica che l'enzima aromatasi, che converte il testosterone in estradiolo, si è fortemente attivato nelle loro prostate. Questo è motivo di preoccupazione in quanto comporta non solo livelli più elevati di estradiolo, ma anche concentrazioni molto più basse di testosterone nella prostata. Altri studi hanno scoperto che la vitamina D è in realtà un importante ormone steroideo con un potente impatto sulla prostata. Quando i livelli di testosterone sono bassi, la vitamina D potenzia la crescita anomala del tessuto prostatico. Con livelli di testosterone sufficienti, promuove la normale crescita della prostata e la salute cellulare.

I livelli più elevati di estradiolo sono preoccupanti perché le cellule stromali (le cellule che di solito si ingrandiscono durante l'IPB) sono il bersaglio principale degli estrogeni nella ghiandola prostatica. Quando i livelli di androgeni diminuiscono nell'organismo maschile che invecchia, l'attività dei geni del recettore degli estrogeni aumenta, portando, in molti uomini, a una maggiore crescita delle cellule stromali. È stato riscontrato che gli estrogeni sono una molecola messaggera specifica per il tessuto stromale della prostata, che ne avvia la crescita. L'impatto degli estrogeni, in particolare dell'estradiolo, sul tessuto stromale si è rivelato più volte uno dei fattori principali nello sviluppo dell'IPB. Durante l'IPB, il tessuto stromale attivato dagli estrogeni può aumentare fino a due volte e mezzo rispetto agli altri tessuti della prostata.

L'aumento degli estrogeni è stato collegato anche a livelli elevati di fattore di crescita insulino-simile, una proteina che fa crescere le cellule e impedisce alle cellule vecchie di morire. Livelli elevati di fattore di crescita insulino-simile sono stati correlati positivamente con il cancro alla prostata. L'estradiolo è risultato essere l'estrogeno più potente che influisce sui tessuti della prostata. Provoca un aumento di otto volte della quantità di adenosina monofosfato intracellulare (cAMP) nella prostata. Si tratta di una molecola messaggera che viene attivata dagli ormoni. Una volta attivata, dà il via a un'ampia gamma di attività all'interno delle cellule, tra cui la crescita cellulare. Il livello di cAMP è anche direttamente correlato alla quantità di PSA rilasciata dalle cellule prostatiche.

Gli androgeni, in particolare il testosterone, vengono convertiti in DHT o estradiolo attraverso specifiche vie chimiche nella prostata. Il rischio potenziale di concentrarsi sui bloccanti della 5-alfa reduttasi è che questi obblighino il testosterone e gli altri androgeni a non convertirsi in DHT ma in estradiolo, aumentando così i livelli di estradiolo nella prostata. Il DHT, anziché stimolare la crescita della prostata, tende a ridurre i livelli di estradiolo e l'impatto dell'estradiolo sulla salute della prostata. Il fattore principale che emerge come più importante nella malattia della prostata è la quantità di estradiolo assunta con la dieta (ad esempio, birre luppolate) o la quantità di estradiolo prodotta nel corpo o nella prostata attraverso l'azione dell'enzima aromatasi. (L'aumento degli inquinanti estrogenici nell'ambiente è esattamente parallelo all'aumento delle malattie della prostata negli uomini). L'aumento dei livelli di DHT, la riduzione dell'aromatizzazione e dell'estradiolo sono stati correlati a una migliore salute della prostata. *Poiché le cause dell'ingrossamento della prostata sono molto controverse, è bene approfondire la questione e prendere le proprie decisioni.*

CURE NATURALI PER LA PROSTATA

I protocolli naturali per le malattie della prostata sono molto efficaci. In Europa, sono i trattamenti di scelta nel 90-95% dei casi. Funzionano così bene non perché interferiscono con la conversione del testosterone in DHT, ma perché rilassano il tessuto muscolare della prostata permettendo all'urina di scorrere più facilmente. Agiscono inoltre come antinfiammatori specifici per la prostata, bloccano la conversione del testosterone in estradiolo e normalizzano l'attività ormonale della prostata. I protocolli di trattamento naturali sono molto più economici dei farmaci, non devono essere assunti per sempre, tendono a ridurre il rischio di cancro alla prostata e hanno pochi effetti collaterali rispetto ai farmaci. Poiché possiedono una forte azione antinfiammatoria, queste erbe sono anche specifiche per la prostatite.

Cure naturali per la prostatite e l'iperplasia prostatica benigna

Dosaggio consigliato da tre a dodici mesi:

Radice di ortica: 300-600 mg due volte al giorno

Saw palmetto: 160 mg di estratto standardizzato due volte al giorno.

Polline di segale (Cernilton o equivalente): 60-120 mg due volte al giorno, soprattutto per le persone affette da prostatite.

Acidi grassi Omega-3: 1 cucchiaio di olio di semi di lino al giorno.

Zinco: 50 mg al giorno

Radice di ortica **(Urtica dioica)**

Come discusso in precedenza nel capitolo 4, la radice di ortica è stata utilizzata per trattare sia l'IPB che la prostatite in almeno trenta studi clinici. I partecipanti agli studi variavano da un minimo di venti uomini a un massimo di 5.400. Negli uomini con IPB di stadio I-III, la radice di ortica ha costantemente: ridotto la minzione notturna (nicturia), migliorato il flusso di urina, diminuito l'urina rimasta in vescica dopo la minzione, diminuito le dimensioni della prostata e abbassato significativamente il punteggio del questionario IPSS (International Prostate Symptom Score) (che valuta il grado di impatto negativo che l'infiammazione della prostata sta causando nella minzione in sette aree e la qualità di vita complessiva). Alcuni degli studi erano in doppio cieco, controllati con placebo e condotti in crossover.

Solo per fare qualche esempio:

Dal 61 all'83% dei 5.492 uomini che hanno utilizzato 1200 mg di radice di ortica al giorno per 3 o 4 mesi hanno trovato un significativo sollievo dai sintomi dell'IPB. In ventisei uomini che hanno utilizzato 1200 mg al giorno di radice di ortica, il volume della prostata è diminuito nel 54% e il volume residuo di urina nel 75%.

Settantanove uomini che hanno utilizzato 600 mg al giorno per sessantotto settimane (sedici mesi) hanno riscontrato un aumento significativo del flusso di urina e una riduzione significativa del tempo di minzione.

Venti pazienti che hanno utilizzato una combinazione di radice di ortica/saw palmetto in uno studio randomizzato, in doppio cieco, controllato con placebo, hanno riscontrato un miglioramento significativo della portata rispetto al placebo. I loro punteggi IPSS sono diminuiti da 18,6 a 11,1, ma con l'uso continuato hanno continuato a diminuire ancora di più, fino a 9,8. Lo studio ha rilevato che l'uso continuato di erbe aumenta il restringimento della prostata *nel tempo,* migliorando la salute della prostata quanto più a lungo vengono utilizzate. Lo stesso studio ha confrontato 489 uomini con altri che utilizzavano la finasteride (Proscar) per un periodo di quarantotto settimane e ha rilevato che i punteggi IPSS sono diminuiti in modo simile in entrambi i gruppi, ma con minori effetti collaterali negli uomini che utilizzavano gli estratti di erbe.

In una serie di studi sono state effettuate biopsie con ago per scoprire esattamente cosa accadeva alla prostata negli uomini che assumevano la radice di ortica. I ricercatori hanno scoperto che la radice di ortica riduceva l'attività delle cellule muscolari lisce della prostata, provocava un restringimento sia del tessuto muscolare liscio sia del tessuto epiteliale o ghiandolare e aumentava le secrezioni epiteliali.

È stato riscontrato che la radice di ortica è costantemente antinfiammatoria (sia per la prostata che per altri tessuti), inibisce la globulina legante gli ormoni sessuali (SHBG), inibisce il legame del DHT con la SHBG ed è antiaromatosa (inibisce la conversione del testosterone in estradiolo).

L'erba contiene una serie di potenti componenti chimici che sono unici per questa pianta, unici in queste quantità o in queste combinazioni. Tra questi spiccano l'istamina, l'acido formico, l'acetilcolina, la 5-idrossitriptamina e vari glucochinoni. L'ortica è anche eccezionalmente ricca di vitamine e minerali, tra cui lo zinco, e contiene più proteine di qualsiasi altra pianta terrestre.

Dosaggio consigliato: Capsula: Il dosaggio varia da 300 mg a 1200 mg al giorno di *radice di ortica* per tre o dodici mesi nella maggior parte degli studi clinici. Tintura: Il dosaggio varia da ¼ a 2 cucchiai al giorno di tintura di ortica al quarantacinque per cento di alcol/acqua, per un periodo compreso tra uno e dodici mesi.

Quando si acquistano capsule e tinture, assicurarsi di prendere la radice e *non* la pianta, poiché ognuna di esse viene utilizzata per condizioni diverse. La radice viene spesso combinata con il saw palmetto. Su questo tipo di combinazione è stato condotto un numero significativo di studi efficaci.

Effetti collaterali: Occasionalmente sono stati segnalati lievi effetti collaterali con la radice, di solito lievi disturbi gastrointestinali. Con la pianta si notano solo lievi effetti collaterali: affezioni cutanee come eruzioni cutanee e lievi gonfiori. Il Physicians' Desk Reference for Herbal Medicines (PDR) elenca una controindicazione per la pianta in caso di ritenzione di liquidi dovuta a una ridotta azione cardiaca o renale. Non sono segnalate controindicazioni per la radice.

Interazioni erbe/farmaci: Può potenziare l'azione degli antinfiammatori non steroidei.

Saw Palmetto **(*Serenoa ripens*)**

Famiglia: Arecaceae

Parte utilizzata: Bacche

Informazioni sul Saw Palmetto: il Saw palmetto è elencato nelle Monografie della Commissione E tedesca e nel Physicians Desk Reference for Herbs degli Stati Uniti, oltre che in numerose pubblicazioni erboristiche, come erba antiandrogena. Questo potrebbe facilmente destare preoccupazione per gli uomini che desiderano ripristinare i livelli di androgeni nel loro organismo. Tuttavia, queste fonti non sono corrette. In realtà, il saw palmetto è un agente *endocrino*, più precisamente un agente che esercita un'azione normalizzante steroidogenica sulla prostata. Il saw palmetto impedisce al testosterone e al DHT di legarsi ai recettori degli androgeni, ma *blocca anche l'azione degli estrogeni nella prostata, interferendo con il legame dell'estradiolo ai recettori estrogenici.* Più tecnicamente, l'erba sopprime l'espressione dei recettori nucleari di estrogeni, progesterone e androgeni nella prostata. In sostanza, il Saw palmetto compete con successo per i recettori androgeni ed estrogeni della prostata. Questo rende l'erba un tonico per la prostata, il cui effetto sui recettori ormonali dipende dal malfunzionamento della prostata. Interferendo con gli ormoni steroidei iperattivi, il saw palmetto normalizza l'azione ormonale all'interno della ghiandola prostatica e riduce la proliferazione cellulare e la crescita della prostata. Sebbene il saw palmetto (e anche la radice di ortica) inibisca la 5-alfa reduttasi, sia esso che la radice di ortica sono circa 5.600 volte meno potenti del farmaco finasteride (Proscar), il che conferisce un peso considerevole all'ipotesi che questa azione del saw palmetto non sia correlata alle sue azioni positive nel trattamento dell'IPB. Infatti, mentre è stato riscontrato che il saw palmetto riduce la concentrazione di DHT nel tessuto prostatico fino al 50%, gli studi hanno dimostrato che, allo stesso tempo, l'attività della 5-alfa reduttasi nella prostata non viene influenzata.

È importante notare che il saw palmetto è anche un antinfiammatorio attraverso almeno tre diversi meccanismi chimici, che aiuta la prostata a ridursi di dimensioni. È stato riscontrato che riduce significativamente il fattore di crescita epidermico nella regione periuretrale della prostata, la regione della prostata che circonda l'uretra quando scende dalla vescica. È anche un antagonista dei recettori alfa-adrenergici, il che significa che rilassa la muscolatura liscia di tutto il corpo, compresa la prostata. Questi meccanismi alleviano la pressione della prostata sull'uretra, alleviando i sintomi.

Il Saw palmetto è stato utilizzato in almeno venti studi clinici di dimensioni variabili da quattordici a 1.300 uomini e ha dimostrato costantemente la sua efficacia nel ridurre i problemi alla prostata. Tra gli uomini che hanno utilizzato il saw palmetto negli studi clinici, l'80-90% ha riportato un miglioramento significativo dei problemi alla prostata. I ricercatori hanno notato che per la maggior parte degli uomini che utilizzano l'erba (89%) il flusso urinario aumenta, le dimensioni effettive della prostata diminuiscono e i punteggi dei sintomi prostatici si riducono. *In generale, l'erba deve essere utilizzata da quarantacinque a novanta giorni per produrre benefici. Più a lungo viene usata, più benefici si ottengono.*

In uno studio, 505 uomini con IPB di stadio I-III hanno assunto 160 mg di saw palmetto due volte al giorno per tre mesi. Il flusso di urina è aumentato del 25% dopo novanta giorni, la quantità di urina rimasta nella vescica è diminuita del 20% e la prostata si è ridotta del 10%. I risultati dell'International Prostate Symptom Score sono diminuiti del 35%. Un altro studio di quattro mesi condotto su 1.334 uomini ha rilevato che il volume di urina residua è diminuito del 37% e la minzione notturna è diminuita del 54%. La metà degli uomini che avevano accusato dolore alla minzione prima dello studio ha riportato un sollievo.

Dosaggio consigliato: Estratto standardizzato/capsule: Standardizzato all'85-95% di acidi grassi e steroli, assumere due capsule da 160 mg di estratto due volte al giorno. Bacche fresche essiccate in polvere e incapsulate: Da 1 a 2 g una o due volte al giorno.

Effetti collaterali: Raramente il saw palmetto produce disturbi di stomaco e nausea.

Interazioni erbe/farmaci: Nessuna attualmente nota.

Polline di segale *(Secale cereale)*

Famiglia: Graminacee

Parte utilizzata: Polline

Informazioni sull'erba di segale: Il polline di segale è stato utilizzato in Europa per problemi prostatici, artritici e di colesterolo per quasi cinquant'anni con enorme successo. Il polline viene generalmente venduto in formulazioni proprietarie con nomi come Cernilton o Cernitin. È interessante notare che il 92% della formulazione è costituito da polline di segale, il 5% proviene da fleolo *(Phleum pratense)* e il 3% da polline di mais *(Zea mays)*. Il polline di mais è stato usato come tonico di longevità per gli uomini e contiene molti degli stessi costituenti del polline di pino.

I pollini vengono raccolti meccanicamente e trasformati in pillole attraverso un processo a due fasi. Numerosi test clinici e centinaia di studi hanno dimostrato che questa combinazione di pollini di segale possiede una significativa attività antinfiammatoria, è un tonico e normalizzatore della prostata, abbassa il colesterolo ed è antiartritica. Gli studi hanno costantemente dimostrato che questa combinazione di pollini d'erba ha uno specifico effetto di inibizione della crescita sulle cellule epiteliali prostatiche e sui fibroblasti e che è costantemente efficace nel trattamento dell'IPB.

In uno studio in doppio cieco, controllato con placebo, cinquantasette uomini affetti da IPB hanno ricevuto il Cernilton o un placebo al giorno. Il 70% degli uomini del gruppo Cernilton ha riferito un miglioramento significativo dei sintomi, il 60% ha riportato miglioramenti nello svuotamento della vescica e la maggior parte ha sperimentato un restringimento dei tessuti della prostata. Un altro studio in doppio cieco, controllato con placebo, condotto su 103 uomini con IPB di stadio II o III, ha rilevato che dopo l'assunzione di 138 mg al giorno per dodici settimane, il 69% degli uomini ha sperimentato un sollievo dei sintomi in sei diverse categorie. Un altro studio condotto su sessanta uomini che hanno assunto 92 mg per sei mesi ha evidenziato risultati simili.

Il Cernilton si è rivelato efficace nel trattamento della prostatite quanto lo è stato per l'IPB. Dal 75 all'80% degli uomini che hanno partecipato a studi clinici su Cernilton hanno riportato un sollievo dalla prostatite non batterica. In uno studio, gli uomini che hanno assunto tre compresse al giorno di un estratto di polline di segale hanno registrato una significativa riduzione dei sintomi.

Un numero limitato di studi ha dimostrato che questa combinazione di pollini di Cernilton è efficace anche nel trattamento dell'artrite reumatoide.

Dosaggio consigliato: Da 60 a 120 mg due o tre volte al giorno. Il dosaggio del polline di segale varia notevolmente. Da 80 mg al giorno a 500 mg tre volte al giorno sono stati utilizzati da vari clinici e in vari studi. Il dosaggio abituale negli studi clinici va da tre a sei compresse o quattro capsule al giorno. Le compresse sono solitamente da 50 a 60 mg.

Il polline di segale è disponibile con diversi nomi commerciali come Cernilton, Cernitin e Prostaphil. Il Cernilton sembra essere il più comune (si veda la sezione Risorse per le fonti).

Effetti collaterali: Quest'erba è controindicata per chi ha sensibilità ai pollini.

Interazioni tra erbe e farmaci: Nessuna attualmente nota.

Acidi grassi Omega-3

Studi in vitro hanno dimostrato che gli acidi grassi omega-6 stimolano la crescita delle cellule prostatiche, mentre gli acidi grassi omega-3 la inibiscono. Questa scoperta sembra trasferirsi direttamente alle persone. Gli uomini Inuit/Yupik che mangiano molto pesce hanno un rischio significativamente inferiore di cancro alla prostata rispetto a quelli che non lo fanno. Uno studio condotto su diciannove uomini ha rilevato che un aumento degli acidi grassi omega-3 per diverse settimane ha portato alla diminuzione dell'urina residua in diciannove uomini e all'eliminazione dell'urina residua in dodici; all'eliminazione della minzione notturna in tredici uomini; all'eliminazione del dribbling in diciotto uomini; all'aumento del flusso di urina in tutti gli uomini; alla riduzione delle dimensioni della ghiandola prostatica in tutti gli uomini; alla diminuzione dell'affaticamento e del dolore alle gambe in tutti gli uomini e all'aumento della libido in tutti gli uomini.

Dosaggio consigliato: Sebbene sia possibile acquistare l'olio di omega-3 in capsule, forse il modo più semplice di assumerlo è sotto forma di olio di semi di lino, 1 cucchiaio al giorno. **Nota: i** pesci d'acqua fredda sono ricchi di acidi grassi omega-3. Si tratta di sgombri, tonno bianco, sardine, salmone e così via. Se scegliete di mangiare il salmone, cercate di prendere il salmone selvaggio. La maggior parte dei salmoni venduti negli Stati Uniti sono allevati in recinti e quasi sempre trattati con grandi quantità di antibiotici e stimolatori della crescita.

Zinco

È stato dimostrato che l'assunzione di zinco riduce la prostata e allevia i sintomi degli uomini affetti da IPB. Diversi studi hanno rilevato che l'assunzione di zinco per soli due mesi determina una diminuzione dei sintomi dell'IPB. In uno studio condotto su diciannove uomini, quattordici di loro hanno riscontrato un restringimento della prostata misurato mediante palpazione, radiografia ed endoscopia.

È interessante notare che alti livelli di estrogeni nell'organismo interferiscono con l'assorbimento dello zinco nel tratto intestinale. Gli estrogeni non solo influiscono sul funzionamento sessuale maschile, ma, riducendo l'assorbimento dello zinco, riducono ulteriormente il funzionamento sessuale maschile. Gli androgeni, invece, migliorano notevolmente l'assorbimento dello zinco.

Dosaggio consigliato: Da 20 a 40 mg al giorno.

Cose da evitare

Luppolo e birra. Il potente estrogeno, l'estradiolo, presente in grandi quantità nel luppolo, svolge un ruolo importante nell'aumento delle dimensioni della prostata ed è fortemente implicato sia nell'IPB che nel cancro alla prostata. La birra luppolata dovrebbe essere evitata ad ogni costo. Alcuni studi hanno rilevato che il consumo di birra è direttamente correlato all'infiammazione della prostata.

Si dovrebbero evitare anche altre piante estrogeniche come la liquirizia e il cohosh nero.

APPENDICE

Dieci settimane di dieta depurativa a basso contenuto di grassi

Mangiamo nel modo in cui viviamo. Ciò che facciamo con il cibo, lo facciamo nella nostra vita. Mangiare è un palcoscenico su cui agiamo le nostre convinzioni su noi stessi.

GENEEN ROTH

La dieta che segue è eccezionalmente valida come piano generale di perdita di peso se si vuole ridurre l'indice di massa corporea e la circonferenza vita, due fattori fortemente legati a un rapporto più alto tra estrogeni e testosterone. Modificando questi fattori si aumenta naturalmente il testosterone nel corpo maschile. Uno degli aspetti positivi di questa dieta è che si può mangiare quanto si vuole, il che aiuta a ridurre il senso di privazione. La perdita di peso e l'eliminazione della pigrizia corporea che si verificano con questo tipo di dieta sono notevolmente migliorate se si segue immediatamente un digiuno a base di succhi per tre-dieci giorni. I livelli di energia e di androgeni aumenteranno notevolmente. Due miscele depurative con le quali ho avuto un grande successo sono discusse subito dopo la dieta.

LA DIETA DEPURATIVA

1. Bere da 4 a 6 bicchieri d'acqua al giorno. Non utilizzare l'acqua del rubinetto.

2. Eliminare latticini, uova e dolci.

3. Consumate solo cereali *integrali* (riso integrale, miglio, orzo, avena, quinoa e così via), fagioli biologici, verdura e frutta biologiche cotte leggermente al vapore e quantità minime di carne selvatica o da allevamento. Tempeh e tofu sono eccellenti. *Non cuocere i cereali con l'olio.*

4. Usare solo olio d'oliva per cucinare. Non utilizzare più di 2 cucchiai di olio al giorno. Non utilizzare burro o margarina di alcun tipo.

5. Bevete tutti i succhi di frutta e verdura freschi che volete.

6. Non utilizzare il sale. Qualsiasi altra spezia si desideri utilizzare va bene, così come piccole quantità di tamari e soia.

7. Durante la dieta non consumate bevande contenenti caffeina (eccetto il tè verde), alcol o droghe ricreative. Se siete forti bevitori di caffeina, invece di smettere di colpo, passate dal caffè al tè nero e al tè verde nell'arco di una o due settimane.

8. Mangiate la frutta per prima e da sola. Si digeriscono rapidamente e, se mangiati insieme ad altri alimenti, vengono trattenuti nello stomaco dove possono causare gas e disturbi intestinali.

9. Non mangiare cibi fritti.

10. Considerate la possibilità di consumare una "bevanda verde" ogni mattina. Molte di queste sono in polvere e devono essere mescolate al succo e frullate. La ricetta di una bevanda verde fresca è descritta nel capitolo 6 (vedi ricetta della bevanda verde androgeno/adrenale).

ELENCO DEGLI ALIMENTI

Acquistate solo alimenti biologici e privi di pesticidi. È importante. Le sostanze chimiche contenute negli alimenti non coltivati biologicamente vengono assunte dall'organismo, dove possono avere un forte impatto. Se state lavorando per ridurre il vostro carico di tossine, gli alimenti biologici eliminano una fonte comune di tossine che spesso sono difficili da elaborare per il fegato. In questo modo si alleggerisce il fegato e gli si permette di lavorare in modo più efficiente per aiutare il corpo a disintossicarsi.

Frutta: Mangiate la frutta che desiderate.

Verdure:

zucca a ghianda	cetriolo	rutabaga

carciofo	daikon	piselli da neve
asparagi	daikon verde	spinaci
avocado	melanzane	fagiolini
barbabietole	jicama	patate dolci
broccoli	cavolo riccio	Bietola da coste
Cavoletti di Bruxelles	lattuga a foglia rossa	zucca estiva
bardana	lattuga romana	germogli
zucca butternut	senape verde	pomodori
cavolo	cipolla	rape
carote, crude o cotte	patate, rosse o bianche	Cime di rapa
cavolfiore	prezzemolo	crescione
sedano	pastinaca	zucchine
cime di collardo	zucche	
mais	ravanello rosso	

Olio: Utilizzare l'olio d'oliva per cucinare. L'olio di semi di lino, grazie ai suoi alti livelli di oli omega-3, è un ottimo olio da usare (a crudo) per condire l'insalata.

Condimento per insalata: Solo aceto di erbe, champagne, vino o aceto di frutta; se si desidera, combinare con olio di semi di lino.

Condimenti: Qualsiasi, tranne il sale.

Bevande:

Acqua: Acqua filtrata o acqua di sorgente artigianale. Non utilizzare acqua distillata. Evitare tutti i succhi concentrati congelati.

Tisane: Sono tutte buone, soprattutto zenzero, menta piperita e camomilla.

Carne: Pesce di mare, soprattutto di acqua fredda. Se ritenete di volere del pollame, utilizzate solo polli (o altri volatili) allevati all'aperto, privi di farmaci e biologici. Le carni selvatiche, come la selvaggina o l'alce, sono eccellenti; se sono allevate, devono essere biologiche. La carne dovrebbe essere consumata solo una o due volte alla settimana durante la dieta. **Nota: il** salmone è quasi sempre allevato in recinti in mare. Questi pesci sono altamente dosati con stimolanti della crescita e antibiotici. Dovrebbero essere evitati. Consumare solo salmone marino selvatico. (Anche il pesce gatto è allevato in fattoria).

Pane: Usare solo pane di cereali germogliati.

Cottura: Utilizzare solo utensili da cucina in acciaio inox, smaltati o in terracotta. Non utilizzare mai l'alluminio.

Dolcificante: Usate lo sciroppo d'acero puro. Contiene una quantità di ingredienti essenziali tale da permettere di vivere con esso per lunghi periodi di tempo. Lo sciroppo d'acero fornisce quasi tutte le vitamine e i minerali essenziali per la salute.

PIANIFICAZIONE DEL PASTO

È meglio stabilire una routine per i pasti e una lista di pasti *prima di* iniziare la dieta. Cucinate una pentola grande con un cereale a vostra scelta e tenetela in frigorifero. In questo modo, se vi viene fame, c'è già qualcosa a disposizione.

Mangiate quanto volete durante la giornata. La frutta è ottima come spuntino. Tenetela a disposizione per mangiarla ogni volta che vi viene fame. È utile procurarsi un buon libro di cucina vegetariana e pianificare i pasti di una settimana.

Esempi di menu giornalieri

Colazione: 1) Tisana, fiocchi d'avena con uvetta e sciroppo d'acero. 2) Insalata di frutta. 3) Bevanda verde in polvere o fresca.

Pranzo: 1) Zuppa di verdure, pane germogliato. 2) Riso e verdure al vapore con tamari.

Cena: 1) Verdure al vapore o casseruola di verdure, cereali a scelta, insalata con aceto alle erbe. 2) Salmone al vapore con aneto e lime, asparagi al vapore, insalata verde selvatica con piselli e ravanelli.

Bevande verdi in polvere

Le "bevande verdi" sono diventate più popolari negli ultimi tempi e sono facilmente reperibili nei negozi di alimenti naturali e su Internet. Si possono acquistare premiscelate (seguendo le indicazioni riportate sul contenitore) o prepararle da soli. Quello che preparo io contiene due parti di spirulina, ginseng siberiano, foglie di ortica, astragalo, curcuma, radice di tarassaco e semi di cardo mariano e una parte di clorella, vescica (un'alga marina), bardana e ashwaghanda. Aggiungo 1/3 di tazza di miscela in polvere a 12 once di succo di mela, 1 cucchiaio di olio di semi di lino e frullo, quindi bevo. È più efficace se si inizia a frullare prima il succo di mela, poi si aggiunge l'olio e le erbe in polvere. Altrimenti si formano grumi. Questa bevanda è quanto di più salutare si possa assumere ed è molto saziante, soprattutto se assunta a colazione.

Cose da ricordare

1. È normale provare una sensazione che di solito viene definita fame, indipendentemente dalla quantità di cibo mangiato nei primi giorni o nelle prime due settimane di questo tipo di dieta. In realtà non si tratta di fame, ma del passaggio da una dieta ad alto contenuto di carboidrati/glucosio. Durante questo periodo, il corpo inizierà a utilizzare più riserve di grasso, passando in parte alla chetosi (la combustione dei grassi come combustibile, anziché del glucosio), per compensare la differenza di calorie. Al termine della dieta, la maggior parte delle persone avverte generalmente un aumento dell'energia, una maggiore prontezza mentale e poca fame. Mangiano porzioni più piccole, sono molto rilassati e hanno livelli di stress più bassi.

2. Potreste sentirvi storditi. Anche questo è normale.

3. Poiché mangiare è un evento sociale, è normale sentirsi esclusi quando gli altri vanno a mangiare fuori. Accompagnateli e convinceteli ad andare in un buon ristorante salutare. Ordinate gli alimenti della Lista degli alimenti (a partire da pagina 134) e che siano a basso contenuto di oli.

4. Quando gli altri ordinano alcolici e anche voi desiderate bere, ordinate acqua frizzante con un lime in una coppa da champagne.

5. I problemi emotivi sorgono spesso durante qualsiasi cambiamento dei modelli alimentari, soprattutto quando l'organismo sta consumando le sue riserve di grasso. Ricordate che è normale e non prendete decisioni importanti per la vostra vita in questo periodo. Ricordate che anche questo passerà.

MISCELE DETERGENTI UNO E DUE

Queste due miscele detergenti differiscono per il loro impatto. La prima è fortemente energetica e stimolante; la seconda è più tonica, nutriente e delicatamente di supporto. La prima è più indicata per digiuni di breve durata, fino a dieci giorni. La seconda è ottima sia per i digiuni a breve termine che per quelli più lunghi, da dieci a quarantacinque giorni. La prima miscela, ottima anche per raffreddori e influenze, è particolarmente efficace per stimolare il sistema circolatorio. Aiuta a sostenere il fegato e i reni nella disintossicazione dell'organismo. La seconda miscela, spesso nota come Dieta del Master Cleanser (creata da Stanley Burroughs), è un'ottima scelta se non avete mai digiunato prima. Dà energia sufficiente per lavorare e svolgere le attività quotidiane, fornisce la maggior parte o tutti i nutrienti corporei necessari ed è molto facile da preparare e da usare, non c'è bisogno di spremute. Alcune persone riempiono semplicemente una borraccia con capezzolo e la portano con sé tutto il giorno, bevendo la miscela ogni volta che lo desiderano. **Nota:** non sostituire il miele con lo sciroppo d'acero nella miscela detergente due; non è altrettanto efficace.

Miscela detergente Uno

10 oz di acqua di sorgente, calda

4-5 oz di radice di zenzero fresco, spremuto

¼ di lime fresco, spremuto nella bevanda

1 cucchiaio di miele millefiori biologico

1/16-⅛ cucchiaino di Caienna

Indicazioni stradali

Aggiungere all'acqua calda lo zenzero spremuto, il lime spremuto e il suo succo, il miele e la cayenna. Preparare e bere da tre a sei volte al giorno, più se si desidera.

Miscela detergente due

La dieta Master Cleanser

10 oz di acqua di sorgente, mediamente calda

2 cucchiai di succo di limone o di lime fresco

2 cucchiai di puro sciroppo d'acero biologico

$1/16$-$1/8$ cucchiaino di Caienna

Indicazioni stradali

Aggiungere all'acqua calda il lime o il limone spremuto e il suo succo, lo sciroppo d'acero e la cayenna. Preparare e bere da tre a sei volte al giorno, più se si desidera.

Zenzero **(Zingiber officinale)**

Famiglia: Zingiberaceae

Parte utilizzata: Radice

Informazioni sullo zenzero: Lo zenzero contiene circa l'1% in peso di calcio, fosforo e ferro. Ha un discreto contenuto di vitamine del gruppo B, in particolare tiamina, riboflavina e niacina. Contiene anche una discreta quantità di vitamina C.

Lo zenzero è principalmente un'erba circolatoria con effetti pronunciati sul cuore e sul sangue. Fa sì che i vasi sanguigni si rilassino e si espandano, abbassando così la pressione sanguigna e permettendo al cuore di battere più forte e più lentamente mentre pompa il sangue in tutto il corpo. Ciò significa che il sangue viene pompato in modo più efficiente. I ricercatori giapponesi hanno scoperto che la pressione sanguigna si abbassa in genere del 10-15% dopo aver ingerito lo zenzero. Ricercatori indiani hanno scoperto che lo zenzero è efficace nel ridurre il contenuto di colesterolo nel sangue. Ricercatori olandesi hanno notato che è efficiente nel prevenire la coagulazione del sangue, con un'efficacia simile a quella dell'aspirina. Lo zenzero lenisce anche lo stomaco, aiutando ad alleviare l'indigestione e a stimolare una sana digestione. Allevia gas, flatulenza e crampi e facilita l'assorbimento degli alimenti nello stomaco. Alcuni ricercatori hanno scoperto che lo zenzero è molto efficace nell'alleviare il mal d'auto, la nausea e il vomito, risultando più efficace della Dramamina, il farmaco normalmente utilizzato per queste condizioni. È stato inoltre dimostrato che è abbastanza efficace per la nausea mattutina. Numerosi studi hanno dimostrato che lo zenzero allevia i sintomi dell'artrite.

Lo zenzero è un potente inibitore dei composti infiammatori noti come prostaglandine e trombossani, e questo è uno dei motivi per cui aiuta in modo così potente ad alleviare le condizioni artritiche. È anche un forte antiossidante e contiene un enzima che digerisce le proteine (una proteasi) che sembra avere un forte impatto sui processi infiammatori dell'organismo.

Lo zenzero è altamente antibatterico, con una potente attività contro una serie di batteri patogeni per l'uomo e i batteri di origine alimentare shigella, E. coli e salmonella. La sua azione antitosse è pari a quella della codeina ed è un forte espettorante che aiuta a smuovere il muco bronchiale.

Dosaggio consigliato: Iniziare con un pezzo grande quanto il pollice e aumentare. Potete grattugiare lo zenzero fresco e metterlo in infusione in acqua calda per venti o trenta minuti, oppure spremerlo in uno spremiagrumi e aggiungere il succo all'acqua calda. Io di solito lo spremo.

Molte persone iniziano con circa 1 litro di succo in 6-8 litri d'acqua e poi aumentano la quantità di zenzero spremuto a seconda delle esigenze e dell'abitudine. A questo punto, preferisco 4 o 5 once, ma a me piace molto il piccante e gli effetti dello zenzero sul mio metabolismo. Conservo anche la polpa del succo e la metto in infusione in 6-8 once di acqua calda per una seconda tazza nel corso della giornata. Trovo che sia un tè altrettanto forte di quello ottenuto dal succo originale. Bere da tre a sei volte al giorno, anche di più se lo si desidera.

Lime **(Citrus aurantifolia) o Limone (Citrus lemon)**

Famiglia: Rutaceae

Parte utilizzata: Frutto

Informazioni su lime e limoni: Un quarto di lime contiene 4 mg di calcio, 20 mg di potassio, 2 mg di fosforo, 5 mg di vitamina C, 0,25 mg di sodio, 1 mg di magnesio e tracce variabili di ferro, vitamina A, vitamine del complesso B, germanio, stagno, selenio e zinco. I limoni hanno un contenuto un po' più elevato nella maggior parte di questi componenti, soprattutto a causa delle loro dimensioni maggiori. I limoni e i lime sono fortemente antibatterici e antimicrobici. Contengono inoltre (soprattutto nelle bucce) composti noti come flavonoidi, tra cui la rutina. Questi composti agiscono sulla permeabilità vascolare. In sostanza, rafforzano le pareti dei capillari e dei vasi sanguigni. Ciò contribuisce a ridurre la comparsa di vene varicose, ad esempio, e svolge un ruolo nella prevenzione di ictus ed emorroidi. I limoni sono leggermente antinfiammatori e diuretici; aiutano ad aumentare la produzione e il flusso di urina. I lime (e i limoni) contengono anche limonene che, oltre ad aiutare a sciogliere i calcoli biliari, si sta rivelando molto promettente nella prevenzione e nel trattamento del cancro. Il limonene aumenta fortemente gli enzimi di disintossicazione di fase I e di fase II del fegato. Non solo è efficace nel trattamento e nella prevenzione del cancro, ma è particolarmente indicato per migliorare la capacità del fegato di elaborare le tossine accumulate dall'organismo. Il limonene è necessario in particolare per le parti del sistema di disintossicazione di fase II che operano attraverso la coniugazione del glutatione e la glucuronidazione. Questi due processi disattivano l'acetaminofene, la nicotina, gli organofosfati (insetticidi), varie sostanze cancerogene e numerosi farmaci, proteggendo così l'integrità del fegato.

Il limonene è presente soprattutto nel midollo interno bianco e spugnoso (tra la buccia e il frutto interno) di lime e limoni. Poiché la buccia e il midollo sono così bioattivi, è più utile spremere il succo di un lime o di uno spicchio di limone nella bevanda, quindi versare anche lo spicchio e lasciare in infusione.

Dosaggio consigliato: Un quarto di lime fresco spremuto nel bicchiere e lasciato cadere anch'esso nel bicchiere. Il limone può essere usato indifferentemente, ma a me piace di più il sapore del lime nella miscela Cleansing One.

Cayenna **(Capsicum minimo)**

Famiglia: Solanacee

Parte utilizzata: Frutto

Informazioni sulla cayenna: la cayenna è estremamente ricca di vitamina C, rame e fosforo; ha un alto contenuto di vitamina A ed è una buona fonte di bioflavonoidi, potassio e vitamina E.

La cayenna aumenta il tasso metabolico dell'organismo, in alcuni studi, fino al 25%. Questo fa sì che l'organismo bruci più grassi come combustibile e rende la cayenna particolarmente utile per aumentare la perdita di peso se assunta durante il digiuno. Inoltre, aumenta la circolazione sanguigna, dilata i capillari, aumenta il flusso sanguigno verso le zone periferiche del corpo e abbassa la pressione sanguigna. Queste azioni la rendono particolarmente utile durante i digiuni depurativi. La cayenna è anche un potente antidolorifico. Contiene capsaicina, un composto che stimola il rilascio di endorfine, gli antidolorifici naturali dell'organismo. Diversi studi hanno dimostrato che è eccezionalmente efficace nel trattamento della cefalea a grappolo e del dolore dell'artrite. La cayenna è anche un potente antisettico e rompe il muco nelle vie respiratorie, aiutandolo a risalire e a uscire dal sistema.

Poiché il digiuno può talvolta essere accompagnato da dolori articolari o mal di testa ed è quasi sempre accompagnato da freddo alle estremità, gli effetti del cayenna lo rendono un'erba eccellente da usare durante il digiuno.

Dosaggio consigliato: Da 1/16 a ⅛ cucchiaino per tazza d'acqua. **Attenzione:** Fare attenzione a non sporcarsi le mani con la cayenna. Se lo fate, lavatele accuratamente. Altrimenti, prima che ve ne accorgiate, vi sfregherete gli occhi o andrete in bagno e vi ritroverete a bruciare la zona che avete toccato.

Il miele

Il miele: Il miele si ottiene dal nettare dei fiori delle piante che viene raccolto dalle api. I nettari delle piante contengono saccarosio, acqua, aminoacidi, proteine, lipidi, antiossidanti, alcaloidi, glicosidi, tiamina, riboflavina, acido nicotinico, acido pantotenico, piridossina, biotina, acido folico, medoinositolo, acido fumarico, acido succinico, acido ossalico, acido citrico, acido tartarico, acido a-chetoglutarico, acido gluconico, acido glucuronico, allantoina, acido allantoico, destrina, acido formico, una vasta gamma di vitamine e minerali e altri composti non identificati.

Lo zucchero contenuto nei nettari vegetali è principalmente saccarosio, un disaccaride. Il saccarosio (più comunemente conosciuto come zucchero da tavola bianco) è uno zucchero a doppia molecola composto da una molecola di fruttosio e una di glucosio legate insieme. Quando le api raccolgono i nettari delle piante, li tengono nello stomaco per trasportarli all'alveare. Durante il trasporto, gli enzimi dello stomaco prendono la molecola di saccarosio e la scindono in glucosio e fruttosio.

Questi due zuccheri principali del miele sono monosaccaridi (zuccheri semplici) e, di conseguenza, non richiedono un'ulteriore elaborazione da parte dell'organismo per essere digeriti. Lo zucchero bianco, che è un disaccaride, richiede un lavoro molto maggiore per essere digerito. Oltre allo zucchero contenuto nella frutta, il miele e i nettari delle piante da cui proviene sono la forma più antica di concentrato di zucchero utilizzata dalla specie umana.

Storicamente, i mieli provenivano da una profusione di fiori selvatici, qualsiasi cosa crescesse localmente. Era estremamente raro che il miele venisse raccolto da un'unica specie di pianta, come i mieli di erba medica o di trifoglio di oggi, a meno che quella specie vegetale non esistesse in grande abbondanza (come nel caso dell'erica). Per questo motivo, i mieli di fiori selvatici che l'uomo ha utilizzato nel corso della sua storia evolutiva contengono tracce di composti medicinali prodotti da una moltitudine di piante selvatiche. Le api da miele mostrano una grande attrazione per molte piante fortemente medicinali, tra cui vitex, jojoba, sambuco, rospo, radice di balsamo, echinacea, valeriana, tarassaco e geranio selvatico. In realtà, questo include quasi tutte le erbe medicinali in fiore, oltre alle più comunemente conosciute alfalfa e trifoglio. Questi composti vegetali, sebbene presenti in quantità minime, rimangono altamente bioattivi.

Il miele non è un carboidrato semplice come lo zucchero bianco. È composto da un insieme molto complesso di enzimi, pigmenti vegetali, acidi organici, esteri, agenti antibiotici e oligominerali. Il miele, infatti, contiene più di settantacinque composti diversi. Oltre a quelli già elencati, contiene proteine, carboidrati, ormoni e composti antimicrobici. Un chilo di miele non di erica contiene 1.333 calorie (rispetto allo zucchero bianco che ne contiene 1.748), 1,4 g di proteine, 23 mg di calcio, 73 mg di fosforo, 4,1 mg di ferro, 1 mg di niacina e 16 mg di vitamina C. Il contenuto di ciascuna di queste sostanze varia notevolmente a seconda del tipo di piante da cui viene raccolto il miele; alcuni tipi di miele possono contenere fino a 300 mg di vitamina C per 100 g di miele. Il miele contiene anche vitamina A, betacarotene, il complesso completo delle vitamine del gruppo B, vitamina D, vitamina E, vitamina K, magnesio, zolfo, cloro, potassio, iodio, sodio, rame, manganese e una ricca dotazione di enzimi vivi. Contiene anche concentrazioni relativamente elevate di perossido di idrogeno e molte delle altre sostanze presenti nel miele sono così complesse da non essere ancora state identificate. È stato scoperto che possiede proprietà antibiotiche, antivirali, antinfiammatorie, anticancerogene, espettoranti, antimicotiche, immunostimolanti, antiallergiche, lassative, antianemiche e toniche. Poiché il miele aumenta l'assorbimento del calcio nell'organismo, è consigliato anche alle donne in menopausa per aiutare a prevenire l'osteoporosi. Negli studi clinici, il miele è risultato particolarmente efficace nel trattamento dell'ulcera gastrica (soprattutto se causata dal batterio *Helicobacter pylori*), delle ferite infette, delle ulcerazioni cutanee gravi e delle malattie respiratorie. Uno studio bulgaro su 17.862 pazienti ha rilevato che il miele è efficace nel migliorare la bronchite cronica, la bronchite asmatica, l'asma bronchiale, la rinite cronica e allergica e la sinusite.

Il miele è una fonte affidabile e stabile di vitamine e minerali. Anche se ricchi di vitamine, frutta e verdura tendono a perderle nel tempo. Gli spinaci, per esempio, perdono il 50% del loro contenuto di vitamina C entro ventiquattro ore dalla raccolta. Il miele, invece, conserva le sue vitamine a tempo indeterminato. I mieli di fiori selvatici hanno in genere la maggiore concentrazione complessiva di vitamine. I mieli di una sola pianta tendono ad aumentare le concentrazioni di una vitamina a scapito di altre.

Dosaggio consigliato: 1 cucchiaio per tazza di tè. In generale, si dovrebbe utilizzare miele di fiori selvatici grezzo, non trasformato e non pastorizzato. I mieli monopianta, come quelli prodotti da erba medica e trifoglio, provengono in genere da campi monocolturali ad alta tecnologia che vengono inondati con grandi quantità di pesticidi e fertilizzanti. Utilizzate solo mieli di fiori selvatici biologici.

Effetti collaterali e controindicazioni: Occasionalmente, i mieli non cotti possono contenere spore di botulismo che possono essere pericolose per i bambini sotto l'anno di età. L'apparato digerente umano è più sviluppato e in grado di disattivare le spore dopo circa un anno di età. In rari casi, le persone allergiche alle punture delle api o sensibili ai pollini possono reagire negativamente al miele. Se avete una storia di questo tipo di reazioni allergiche, evitate il miele.

Sciroppo d'acero (*Acer saccharum*)

Lo sciroppo d'acero: La linfa dell'acero da zucchero è praticamente l'unica linfa arborea ancora utilizzata negli Stati Uniti. In origine, i membri delle culture indigene del Nord America, come molte altre popolazioni indigene, sfruttavano un'ampia varietà di alberi, non solo tutti gli aceri (6 specie) e le betulle (6 specie), ma anche gli alberi di noce e di hickory. Queste linfe venivano utilizzate non solo come sciroppi prodotti facendole bollire, ma anche come bevande toniche e medicinali.

L'acero è raramente usato nell'erboristeria contemporanea, ma i primi abitanti del New England ne bevevano spesso la linfa fresca come tonico primaverile. (Dal periodo che ho trascorso nel Vermont, ho scoperto che molti raccoglitori di linfa d'acero lo fanno ancora). La linfa d'acero, e lo sciroppo che ne deriva, è uno degli alimenti più completi e nutrienti che si conoscano. È possibile vivere per molte settimane senza effetti fisici negativi mangiando solo sciroppo d'acero. È ricco di calorie, calcio, potassio, fosforo e vitamina B_{12}, oltre a contenere quantità significative di molte altre vitamine del gruppo B e di ferro. La linfa d'acero è stata tradizionalmente utilizzata, sia internamente che esternamente, come tonico generale, per le condizioni della pelle come l'orticaria e le ferite ostinate, come medicinale e tonico per i reni, come diuretico, come rimedio per la tosse, per i crampi e come purificatore del sangue.

Per la sua complessa composizione nutrizionale, l'efficacia come tonico generale del sistema e l'impatto sul sistema renale, lo sciroppo d'acero è particolarmente utile se usato a lungo termine per il digiuno.

Dosaggio consigliato: 2 cucchiai in 10 once d'acqua al giorno, ogni volta che lo si desidera.

RIMEDI NATURALI PER IL TESTOSTERONE BASSO